赵建琴　陈香凤　谭丽萍　主编

胆道外引流携管患者自我管理指引

苏州大学出版社
Soochow University Press

图书在版编目（CIP）数据

胆道外引流携管患者自我管理指引 / 赵建琴，陈香凤，谭丽萍主编. -- 苏州 ：苏州大学出版社，2025. 7.
ISBN 978-7-5672-5325-4

Ⅰ. R657. 4

中国国家版本馆 CIP 数据核字第 2025CS4793 号

责任编辑：赵晓嬿　　**装帧设计**：吴　钰

出版发行：苏州大学出版社
社　　址：苏州市十梓街 1 号
邮　　编：215006
印　　刷：苏州市古得堡数码印刷有限公司
版　　次：2025 年 7 月第 1 版
印　　次：2025 年 7 月第 1 次印刷

网　　址：https://www.sudapress.com
邮　　箱：sdcbs@suda.edu.cn
开　　本：710 mm×1 000 mm　1/16
印　　张：8.5
字　　数：158 千
定　　价：45.00 元

图书若有印装错误，本社负责调换
苏州大学出版社营销部电话　　0512-67481020
苏州大学出版社天猫旗舰店　　https://szdxcbs.tmall.com

本书编写组

主　审　陈　伟

主　编　赵建琴　陈香风　谭丽萍

副主编　赵晓芸　宋莉莉　闫　静　李　雯

编　者（按姓氏笔画排序）

叶振宇　田凤美　朱亚芳　朱梦亚

居新园　赵　丽　赵灵艳　黄　慧

章露霞　蔡超红　戴琦琦

绘　图　谢佳明

前　言
PREFACE

胆道梗阻性疾病是肝胆外科领域常见的疾病，胆道引流术是解除胆道梗阻的有效治疗手段。通过此术式，黄疸症状得以减轻，从而降低其对机体的危害，改善患者的相关症状，并提升肝功能及整体营养状况。胆道引流术可分为内引流和外引流两种方式。其中，外引流包括经内镜鼻胆管引流术（endoscopic nasobiliary drainage，ENBD）、经皮经肝穿刺胆管引流术（percutaneous transhepatic biliary drainage，PTBD 或 percutaneous transhepatic cholangial drainage，PTCD）、经皮经肝胆囊穿刺引流术（percutaneous transhepatic gallbladder drainage，PTGD）和外科引流术，如胆总管切开 T 管引流。与之对应的引流管分别为鼻胆管、PTBD 管、PTGD 管和“T”形引流管。考虑到病情需要长期置管、治疗及住院等因素，多数病情稳定的胆道外引流患者会选择携带引流管出院并进行院外康复。

胆道外引流管的留置给携管出院患者带来了多方面的问题，包括生理、心理和社会层面，这些问题直接或间接地影响了患者术后的生活质量。携管居家过程中可能面临各种导管相关并发症，包括胆道出血、感染、胆瘘、导管堵塞或脱出等。患者对院外护理需求程度普遍较高，渴望获得关于健康教育的信息指导以提升携管安全，避免不良事件的发生，降低再入院风险及医疗费用。

本书从识别和满足胆道外引流携管患者的需求出发，通过与患者及其家属大量、充分的沟通交流，从诊断与治疗决策阶段、住院管理阶段、出院准备阶段到居家管理与社会交往阶段，整合患者在携管过程中的情绪、行为及需求变化，全方位帮助患者掌握管道护理、伤口护理、日常生活护理、意外情况处理、复诊指导等信息，从而改善健康结果，提升生活质量。

本书编写组

2025 年 6 月

目 录

CONTENTS

第一篇 诊断与治疗决策阶段

第二篇 住院管理阶段

第三篇 出院准备阶段

第四篇 居家管理与社会交往阶段

第一篇

诊断与治疗决策阶段

第一章 基础知识

1. 什么是胆道外引流？

胆道引流术是解除胆道梗阻的有效治疗手段。通过此术式，黄疸症状得以减轻，从而降低其对机体的危害，改善患者的相关症状，并提升肝功能及整体营养状况。对于身体状况无法耐受麻醉、未能通过手术取净结石或者需要姑息性胆道引流来缓解症状的患者，胆道引流术具有显著的优势。

胆道引流术可分为内引流和外引流两种方式。其中，外引流包括经内镜鼻胆管引流术（endoscopic nasobiliary drainage，ENBD）、经皮经肝穿刺胆管引流术（percutaneous transhepatic biliary drainage，PTBD 或 percutaneous transhepatic cholangial drainage，PTCD）、经皮经肝胆囊穿刺引流术（percutaneous transhepatic gallbladder drainage，PTGD）和外科引流术，如胆总管切开 T 管引流。

2. 胆道系统的解剖结构是什么样的？胆道、胆囊、胆管间的关系是怎样的？

胆道系统发育自胚胎的前肠，分为肝内胆管和肝外胆道。

（1）肝内胆管：起自毛细胆管，汇集成小叶间胆管、肝段胆管、肝叶胆管及肝内部分的左、右肝管。

（2）肝外胆道：肝外胆道由左肝管和右肝管、肝总管、胆囊、胆囊管以及胆总管组成。

左肝管细长，长 2.5~4 cm；右肝管短粗，长 1~3 cm。左、右肝管出肝后，在肝门部会合形成肝总管。肝总管直径通常为 0.4~0.6 cm，长约 3 cm，最长可达 7 cm，其下端与胆囊管会合形成胆总管。胆总管长 4~8 cm，直径 0.6~0.8 cm。胆总管分为四段，分别为十二指肠上段、十二指肠后段、胰腺段、十二指肠壁内段，胰头肿块常压迫或侵及胰腺段造成梗阻性黄疸。胆总管与主胰管在肠壁内会合，膨大呈壶状，称法特（Vater）壶腹。壶腹周围有奥狄（Oddi）括约肌包绕，末端通常开口于十二指肠乳头。胆囊为腹膜间位器官，呈梨形，游离的一侧被脏腹膜覆盖，另一侧位于肝脏面胆囊窝内，借结缔组织与肝相连。胆囊长 5~8 cm，宽 3~5 cm，容积 30~60 mL，分为底、体、颈三部。胆囊管由胆囊颈延伸而成，长 1~5 cm，直径 0.2~0.4 cm。胆囊管、肝总管、肝下缘所构成的三角区域为胆囊三角（Calot 三角）。详见图 1-1。

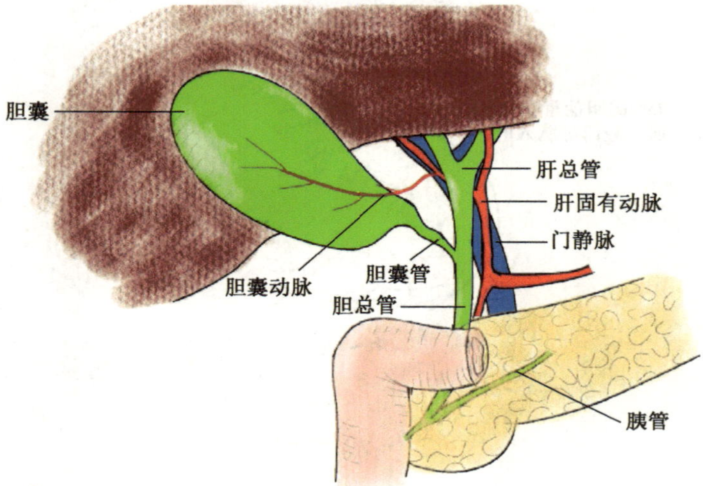

图 1-1　胆道系统解剖示意图

3. 胆道系统有什么生理功能？

胆道系统具有分泌、贮存、浓缩与输送胆汁的功能。

4. 胆汁是怎样生成的？胆汁生成后的代谢途径是怎样的？

（1）胆汁生成：胆汁主要由肝细胞分泌，约占总量的 3/4，胆管细胞分泌的胆汁约占 1/4。成人每日分泌胆汁 800~1 200 mL。胆汁中 97%是水，其他成分主要有胆汁酸与胆盐、胆色素、胆固醇、磷脂、脂肪酸、黏蛋白和无机盐等。

（2）胆汁的代谢：由胆固醇在肝内合成的胆盐随胆汁分泌至胆囊内储存并浓缩。进食时，胆盐随胆汁排至肠道，其中 95%的胆盐被肠道（主要在回肠）重吸收入血，由门静脉运送到肝，再进入胆汁，而后又被排入肠道内，这个过程称为胆盐的肠-肝循环；其余 5%的胆盐随粪便和尿液排出体外。因此，肝每天只需肠-肝循环产生少量的胆盐（0.2~0.6 g/d）即可保持胆盐池的稳定。胆盐的肠-肝循环被破坏时，胆汁中胆盐减少、胆固醇增加，胆固醇易于析出形成结石（图 1-2）。

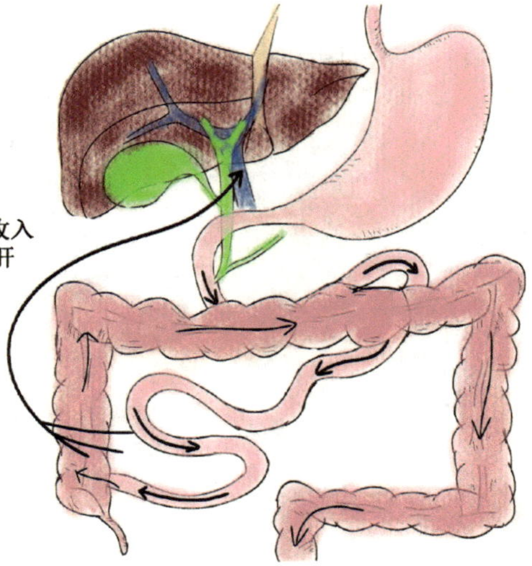

图 1–2　胆盐的肠–肝循环

间接胆红素在肝内与葡萄糖醛酸结合，形成可溶性的直接胆红素并随胆汁排入肠道，经回肠下段及结肠内细菌作用转变为胆素原，小部分被肠道吸收，形成胆色素的肠–肝循环。如胆色素在肝内未与葡萄糖醛酸相结合，或当胆道感染时，大肠埃希菌所产生的 β–葡萄糖醛酸酶可将直接胆红素水解成为间接胆红素，易聚结析出，与钙结合形成胆红素钙，促发胆色素结石形成。

5. 胆汁有什么作用?

胆汁呈弱碱性，其主要的生理功能包括：① 乳化脂肪，水解脂类，从而促使脂肪、胆固醇和脂溶性维生素的吸收；② 清除毒素及代谢产物，如胆汁参与胆固醇和胆红素的代谢及清除；③ 抑制肠内致病菌生长繁殖和内毒素形成；④ 刺激肠蠕动；⑤ 中和胃酸。

6. 胆道疾病的高风险人群有哪些?

（1）不良生活习惯人群：

1）长期高脂饮食者：经常摄入高脂肪食物会使胆汁中的胆固醇含量升高，容易析出结晶形成胆结石。同时，高脂饮食也可能诱发胆囊炎等疾病。

2）暴饮暴食者：一次性大量进食，尤其是油腻食物，会导致胆囊强烈收缩，胆汁排出不畅，增加胆囊炎、胆结石的发病风险。

3）长期不吃早餐者：经过一夜的睡眠，胆汁在胆囊内储存时间较长。如果长期不吃早餐，胆汁不能及时排出，容易浓缩形成胆结石。

（2）特定职业人群：

1）久坐不动的办公室人员：缺乏运动，胆囊肌肉的收缩功能减弱，胆汁排泄不畅，容易形成胆结石。

2）司机等需要长时间坐着工作的人群：由于工作性质，活动量少，同样面临较高的胆道疾病风险。

（3）有家族遗传史人群：某些胆道疾病具有遗传倾向，如先天性胆管扩张症等。如果家族中有胆道疾病患者，那么其他家族成员患病的风险可能会增加。

（4）患有其他疾病人群：

1）糖尿病患者：糖尿病会影响胆汁的成分和排泄，增加胆结石的发生概率。

2）肝硬化患者：肝硬化使得肝脏功能受损，胆汁的分泌和排泄会受到影响，容易出现胆道疾病。

（5）肥胖人群：肥胖者体内脂肪代谢紊乱，胆汁中的胆固醇含量相对较高，患胆结石、胆囊炎的风险较大。

7. 发生胆道疾病后会有哪些不舒适?

（1）如果发生胆道疾病了，可出现上腹绞痛，或持续性疼痛阵发性加剧，可出现放射性的肩背部、腰背部疼痛，多数患者会在进食过多、过油腻、工作紧张或休息不好的时候出现上腹部或右上腹的隐痛，或者有饱胀不适、嗳气、呃逆、恶心等，常被误认为是“胃病”。

（2）当胆道出现梗阻后可出现黄疸，表现为皮肤和巩膜的黄染，尿色加深发黄，粪色变浅，完全梗阻时大便可呈陶土样，并可出现皮肤瘙痒。

（3）当胆管梗阻继发胆道感染时，可出现发热，部分患者可表现为寒战、高热。

（4）疾病严重时，部分患者还可出现食欲下降、消瘦、贫血、腹水等。

剧 幕

张阿姨今年60岁出头，退休在家，平时主要负责买菜、洗衣、烧饭。儿子、媳妇工作非常忙碌，张阿姨每天还要接送4岁的孙女上幼儿园，退休生活挺忙碌充实，也没时间出去运动。这不，今天周末，儿子、媳妇把孙女接走了，张阿姨有空去小区附近的公园溜达溜达。迎面来了一位老朋友，是隔壁小区的李阿姨。

张阿姨："小李，好久不见了啊！"

李阿姨："哟，这不是张姐吗？真是好久不见了啊！咦，咋回事？你咋脸色发黄啊？让我看看，哟，眼睛也有点黄啊！"

张阿姨一听吓了一跳，平时自己也不怎么照镜子，确实没有发现皮肤变黄了，她焦虑万分。

张阿姨："啊！这可怎么办呐？"她边说边开始挠痒痒。

李阿姨："张姐，你怎么抓起痒来了？是身上觉得痒吗？"

张阿姨："是啊，有点儿。"

李阿姨："别太担心，赶紧回去，明天让儿子抽个空陪你去医院检查一下放心一点。"

第二天一早，张阿姨在儿子的陪同下到医院检查。

8. 皮肤发黄、全身痒，可以到哪些专科就诊？

如果出现皮肤发黄、全身瘙痒，伴有小便颜色发黄变深，有患肝胆胰系统疾病的风险，可以到肝胆胰外科、胆道疾病专病门诊、介入科、消化内科等科室就诊。

9. 需要哪些检查来诊断胆道疾病？

常见的胆道疾病相关的检查包括实验室检查和影像学检查。

（1）实验室检查：肝功能检查血清总胆红素及直接胆红素、转氨酶、碱性磷酸酶等；血常规检查外周血白细胞及中性粒细胞；还要检查肿瘤标志物糖类抗原 19-9（CA19-9）、癌胚抗原（CEA）。

（2）影像学检查：

1）超声检查：诊断胆道疾病的首选方法，对胆囊结石及肝内胆管结石诊断准确率达 95%以上。肝外胆管结石因胃肠道气体干扰，其诊断准确率为 80%左右。

2）X 线检查：手术时可经胆囊管、胆总管穿刺或置管行胆道造影，了解有无胆道系统解剖变异、残留结石及胆管狭窄和通畅情况，帮助确定手术方式。对肝内、外胆管放置导管（包括 T 管）引流者，拔管前应常规经导管或 T 管行胆道造影。

3）计算机断层扫描（CT）：能够确定胆道梗阻的原因及部位。增强 CT 对于胆道肿瘤诊断、分期及术前和术后评估有重要作用。

4）磁共振成像（MRI）或磁共振胆胰管成像（MRCP）：MRI 可用于胆道肿瘤可切除性评估及复杂胆道系统疾病的鉴别诊断。MRCP 能直观显示胆管分支形态，正常肝内、外胆管显示率高达 90%～100%，对胆管狭窄、胆管损伤、肝内外胆管结石、胆道系统变异及胆道梗阻的定位均有重要价值。

5）超声内镜检查（EUS）：可显示胆管及十二指肠肠壁的层次结构，对判断壶腹周围病变的性质和累及范围有重要价值。判断困难时，可在超声引导下行穿刺活检，明确病理诊断。

第二章 治疗方法与引流管选择

剧幕

经过医生的检查诊断，张阿姨得了胆管结石。她的胆管结石压迫着胆总管，导致胆汁无法顺畅流通，进而引发全身皮肤呈现出黄染现象。医生建议她进一步住院治疗。张阿姨有点焦虑，不知道要怎么治疗，是否一定要接受手术治疗，手术过程中是否会出现意外情况……她和儿子向医生表达了担忧。

1. 治疗胆道疾病只能选择外科手术吗？目前还有哪些治疗方法？

治疗胆道疾病并不仅仅局限于外科手术，目前有多种治疗方法可供选择。具体选择哪种治疗方法取决于患者的具体情况，包括疾病的类型、严重程度、整体健康状况及个人偏好等。除了胆囊切除术、胆管切开取石术、肝切除术等传统外科手术之外，也可选择介入治疗和内镜治疗。常见的介入治疗、内镜治疗的方法有：球囊扩张、胆道内射频消融术、经内镜逆行胰胆管造影、鼻胆管引流术、经皮经肝穿刺胆道外引流、经皮经肝胆管支架放置、支架联合放射性粒子植入等。

剧　幕

刘大爷被诊断为胆管占位，由于占位正在压迫胆总管，黄疸现象严重。刘大爷除了皮肤发黄外，眼睛看着也黄，小便的颜色非常深，像酱油一样。为了缓解这一严峻状况，医生决定先采取放置引流管引流胆汁的措施来减轻症状，防止更严重的并发症发生。刘大爷在住院期间发现同病房的沈大爷也有黄疸现象，但并未接受引流管的安置。这一差异，无疑在刘大爷心中种下了疑惑与不解的种子。早上查房时，刘大爷向医生提出了自己的困惑："为什么我需要携带这根引流管，行动受限，生活不便，而老沈却不需要放置引流管？"

2. 出现什么情况可能需要置入胆道外引流管？

在胆道疾病治疗中，置入胆道外引流管通常适用于以下情况。

（1）胆道梗阻：某些良恶性疾病导致的梗阻性黄疸，如胆管结石、原发性肝癌、胰头癌、胆管癌等。对胆总管、肝管造成压迫、堵塞或侵害，导致胆汁无法顺利进入人体肠道内，黄疸现象严重。

（2）胆道感染：急性梗阻性化脓性胆管炎为临床常见急性化脓性炎症，可导致患者出现高热、寒战、黄疸及上腹疼痛，严重者可并发感染性休克、呼吸衰竭等。

（3）胆道手术后胆瘘或胆道狭窄。

（4）手术前准备：对于即将进行胆道手术的患者，如果存在严重黄疸，可先进行胆道外引流以减轻黄疸，改善肝功能，减少后期手术风险。

剧　幕

朱阿姨和陈阿姨均因为胆道疾病住院，两人都是 70 多岁。她们平日里不仅交流各自的病情，更相互鼓励，共同面对疾病带来的挑战与不便。一天，朱阿姨不经意间发现自己的引流管和陈阿姨的引流管似乎有所不同。这一细微的发现，瞬间勾起了她心中的好奇与疑问。她和陈阿姨交流过后，陈阿姨也不清楚是什么原因导致她俩的引流管不一样。于是，她们尝试从医生那里寻找答案。她们好奇地询问医生："为什么我俩的引流管不一样啊？"

3. 胆道外引流有哪些类型？分别适用于什么情况？

（1）鼻胆管引流：一种在内镜逆行胰胆管造影术的基础上进行的微创治疗技术。通过这种技术，医生能够在内镜直视下将一根细长的聚乙烯管插入胆管内，另一端则经鼻孔引出体外，从而建立完整的体外胆汁引流途径。本法适用于急性化脓性胆管炎，可引流脓性胆汁，减轻胆管内压力，并控制感染；也用于胆管结石嵌顿，可暂时引流胆汁，为后续的取石手术创造条件。

（2）经皮经肝穿刺胆管外引流：通过在影像学设备（如 X 线或超声）引导下，利用特制的穿刺针经皮肤和肝脏穿刺进入肝内胆管，并置入引流管，将胆汁引流至体外，从而降低胆道压力，缓解黄疸症状，起到改善肝功能的作用。本法适用于胆道梗阻引起黄疸等紧急情况，如无法立即手术治疗的恶性胆道梗阻，能快速减轻黄疸，改善肝功能。

（3）胆囊造瘘外引流：通过手术切开胆囊底部，将引流管插入胆囊，引出胆汁，以引流胆汁和减轻胆囊压力。本法一般适用于急性胆囊炎，患者病情较重、身体状况差、不能耐受复杂手术时，通过这种方法暂时引流胆汁，缓解胆囊压力和炎症。

（4）胆总管切开 T 管引流：T 管通常由医用乳胶制成，形状类似于字母"T"。手术中切开胆管、清除结石等病变后，放置 T 管。一端放置在胆管内，另一端则引出体外并连接到引流袋上，主要作用包括术后引流残余小结石与胆汁、支撑胆管，防止术后胆道狭窄。本法主要用于胆管结石、胆管炎、胆道损伤等胆道疾病的术后引流。

（5）经皮经肝胆囊穿刺引流：是一种在影像引导下，通过皮肤和肝组织穿刺胆囊并置管引流感染性胆汁的微创介入技术，可引流化脓的胆汁，控制急性胆囊炎，避免胆囊坏疽或穿孔，为后续择期胆囊切除术创造条件，降低急诊手术风险。

剧　幕

宋女士是一家民营企业的部门经理，近日连续加班后出现了右上腹部隐痛不适的症状。她两年前体检查出有胆囊结石，但没有症状，所以没在意。而这周开始不舒服的症状明显加重了，其间只能喝点粥，一吃荤菜疼痛就会更加严重，只能来院就诊。经过详细的检查，医生诊断宋女士为胆总管结石合并胆囊结石、胆囊炎，医生决定明天给宋女士做胆囊切除、胆总管切开取石和放置 T 管的手术。手术谈话时宋女士问："我的结石都取出了，为什么还要放置 T 管引流啊？"

4. 什么是 T 管？T 管的作用是什么？

"T" 形引流管，临床简称为 T 管，是肝胆外科领域极为常见的一种引流管类型。它主要用于胆道手术中，特别是在执行胆总管切开取石并附加 T 管引流这一经典手术时。T 管的设计独特，由两个主要臂构成：一臂深入胆总管内部，另一臂则通向肝总管或十二指肠。此外，它的中间导管巧妙地自腹壁切口引出，连接至体外引流袋，以实现有效的引流（图 1-3）。

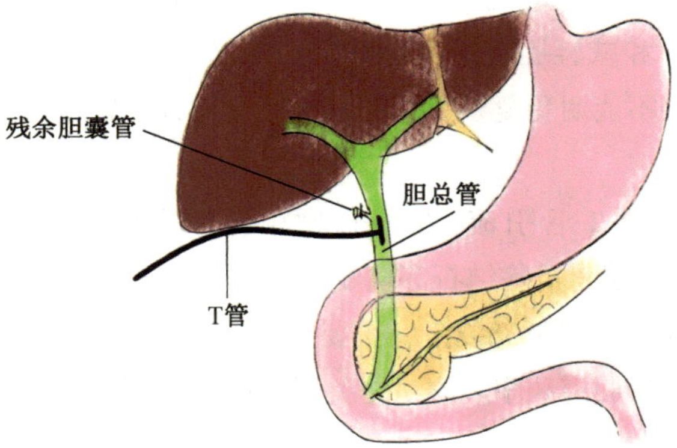

图 1-3　T 管

T 管的作用主要有：① 引流胆汁；② 引流残余结石；③ 支撑胆道；④ 预留通路，为进一步溶解结石及后续造影做准备。

5. 放置 T 管的手术费用大概是多少？医保能报销吗？

胆总管结石患者放置 T 管的手术，从入院到出院总费用在 2.0 万~2.5 万元之间，其中包括术前检查费用、手术及麻醉费用、术后治疗用药费用等。

手术费用医保可报销，具体的报销比例跟各地区的医保政策有关系。

6. 放置 T 管的手术过程需要多长时间？手术过程会痛吗？需要麻醉吗？

胆总管结石放置 T 管的手术通常采用全身麻醉的方式进行，以确保患者在手术过程中不会感到疼痛。全身麻醉可以有效地使患者在手术期间处于无痛和无意识的状态，从而避免因手术操作引起的疼痛和不适。当然，在手术过程中，麻醉团队会密切监测患者的生命体征，确保麻醉的安全性和有效性。通常从入手术室到返回病房大概需要 2~3 小时（图 1-4）。

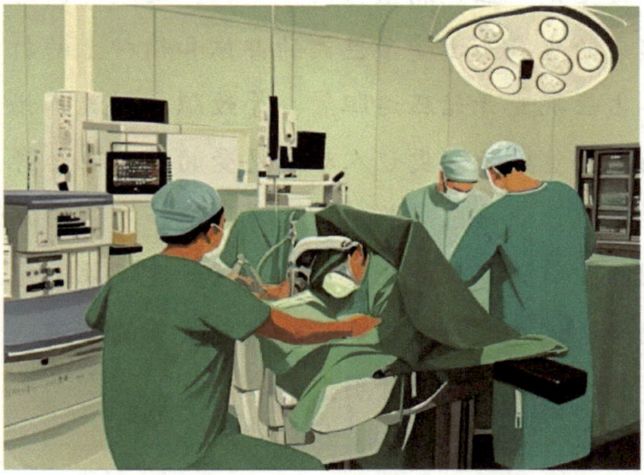

图 1-4　放置 T 管的手术场景

剧　幕

宋女士和医生进行了有效的沟通，了解了关于 T 管放置的目的、费用、手术大致时长等情况，医生关照宋女士回病房，护士会进行手术前的患者准备等宣教指导。

7. 放置 T 管的手术前，还需要做哪些准备配合手术？

（1）自身准备：需要清洁穿刺部位周围的皮肤，减少感染的风险。更换好手术衣裤，取下身上首饰如项链、手表等，取下活动性假牙、助听器等。

（2）饮食准备：可进食少量清淡饮食，避免油腻饮食或过饱。

（3）药物准备：根据医嘱正常服用降压药物；由于术前空腹，无须服用降糖药物；根据医嘱提前停止服用阿司匹林、利伐沙班等影响凝血功能的药物。

（4）物品准备：提前准备好术后需要用到的物品如尿壶、便盆、有刻度的量杯等。为了便于术后床上大小便，术前可以提前练习在床上使用尿壶或便盆。

（5）心理准备：医护人员会提前与患者及家属说明置入 T 管的方法、目的、术后注意事项等情况，帮助患者减轻焦虑和恐惧情绪。

与此同时，床位护士会准备好术中带入的药品、腹带、引流袋等。

剧　幕

王先生平日里是一位充满活力的中年人，近期却因为肝门部胆管占位这一突如其来的疾病而遭受了巨大的身体和精神上的打击。随着病情的逐渐恶化，占位病变开始压迫胆管，导致胆汁引流不畅，进而并发了全身肤目黄染的严重症状。更让人难以忍受的是，他全身上下还伴随着瘙痒感，这些不适让他倍感煎熬。医生详细检查了他的病情，建议他做经皮经肝穿刺胆管引流以改善全身症状。这一建议让王先生和家人看到了希望，他们知道这是目前缓解病情、减轻痛苦的关键一步，但是他们不明白什么是经皮经肝穿刺胆管引流？

8. 什么是经皮经肝穿刺胆管引流？其适应证有哪些？

经皮经肝穿刺胆管引流（PTBD）是指在 X 线或超声等影像设备引导下，利用特制的穿刺针经皮穿入肝内胆管，注入对比剂，使肝内外胆管迅速显影后，医生将引流管送入胆道内，引流出胆汁，以缓解梗阻症状。对于恶性梗阻性黄疸患者，行 PTBD 可降低血清胆红素，有助于恢复肝肾功能，提高生存质量，延长生存期，部分患者还可获得进一步治疗的机会；对于良性梗阻性黄疸患者，除有利于迅速缓解黄疸和感染等症状外，还可为后续治疗提供通道（图 1–5）。

PTBD 的适应证：主要用于治疗胆道梗阻相关疾病，如胆道结石相关的良性梗阻性黄疸、胆瘘、胆管严重感染、无外科手术指征或不愿接受外科手术的恶性梗阻性黄疸、恶性梗阻性黄疸外科术前引流或外科术后再次出现梗阻者。

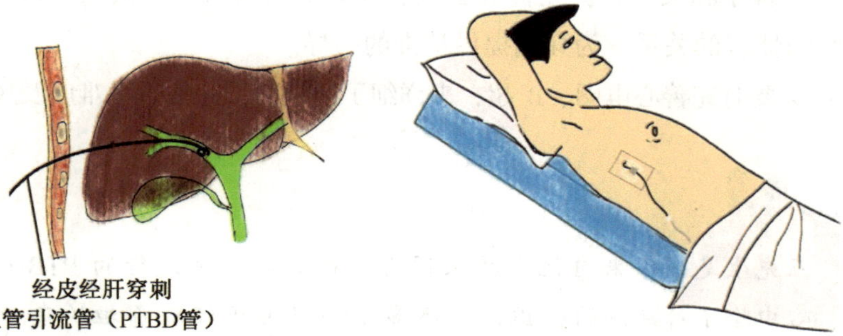

图 1-5　经皮经肝穿刺胆管引流

剧 幕

在医生详尽而耐心地为王先生阐述了 PTBD 置管的方法及预期作用之后，王先生明白了。他深知，时间对于他来说异常宝贵，每一分每一秒都可能是与病魔抗争的关键。他急切地想要摆脱病痛的折磨，重获生活的舒适与自由。于是，他迫不及待地向医生提出问题："入院后我可以马上进行置管手术吗？"

9. 置入 PTBD 管前患者需要做哪些检查？做这些检查的目的是什么？

当患者办理好住院手续完成入院后，床位护士首先会为患者测量体温、脉搏、呼吸、血压等，并讲解病区及病房环境；接下来会进行安全宣教，评估患者的一般情况如饮食、睡眠、大小便、活动、皮肤黏膜颜色、有无水肿、既往疾病、用药情况、过敏史、既往手术史等，根据患者个人情况安排静脉采血、静脉输液等。医生通常会进行疾病专项评估，开具相关检查如 CT 或 MRI 等影像学检查，根据检查结果及患者的身体状况，在取得患者的理解和配合后，签署相关知情同意书，再确认手术置管的时间。

在置管前根据患者的自身情况可能需要完善的相关专项检查评估项目有以下几项。

（1）实验室相关检查：包括血细胞分析、生化、电解质、凝血功能、肿瘤指标、输血前检查，如有发热，需查降钙素原、血培养等，了解患者的病情及检查指标，根据检查指标进行相应处理。

（2）影像学相关检查：完善肝脏增强 CT 或增强 MRI 等，明确肝脏、胆道与周围组织器官的关系，为穿刺提供精准的引导。

（3）必要时完善心电图、B 超，来详细了解病情，评估手术难度及风险。

剧 幕

王先生是一位来自他乡的求医者，在面对即将进行的 PTBD 手术时，心中除了对病情的忧虑外，还多了一层关于经济负担的考量。毕竟，远离家乡，来到这陌生的城市就医，每一步都伴随着不小的开销，这让他不禁开始担忧：这场手术的费用究竟是多少？我的经济能力是否能够承受？带着这样的疑问，王先生决定向医护人员咨询，以期获得一个明确的答复。另外，王先生对 PTBD 管这一关键医疗器材产生了极大的好奇。他深知，这根看似不起眼的管子，实则在自己复杂的治疗过程中扮演着至关重要的角色。于是，又一个疑问在他心中悄然生根：这根胆道外引流管的材质是什么？会影响以后拍片等相关检查吗？他深知，只有了解了具体的情况，才能更好地作出后续的安排和决策。于是，他向医生提出了自己的疑问。

10. PTBD 置管的费用大概是多少？医保能否报销？

PTBD 置管费用为 4 000 元左右。医保报销方面，不同地区的医保政策可能会有所不同。一般来说，这类手术是可以通过医保进行部分报销的，但具体的比例和流程需要咨询当地的医保部门。

11. PTBD 管的材质是什么？会影响日后拍片等检查吗？

PTBD 管的材质主要有以下几种。

（1）硅胶：硅胶是常用的材质之一，其质地柔软，在胆道内不会对胆道壁造成过大的机械性损伤。且有较好的相容性，对人体组织的刺激性小，长时间放置在体内不易引发严重的炎症反应。

（2）聚氨酯：该材质的引流管强度高，不易被压扁或弯折，能够保障持续顺畅地引流，又具有一定的弹性，便于固定或冲洗等操作。

对检查的影响：硅胶和聚氨酯等材质在 X 线、CT 等常见影像学检查下均能显影，有助于医生观察引流管的位置和其与周围组织的关系。

剧 幕

王先生面对即将到来的置管手术，心中虽有几分忐忑，却也充满了对康复的渴望。他深知，手术的成功与否不仅取决于医生的精湛技艺，更需要患者自身的积极配合。在了解了手术费用和引流管材质后，他带着几分好奇向医生提出了两个至关重要的问题："在置管过程中，我应该如何配合，才能确保手术的顺利进行，并最大限度地减少不适感？置管后要多久才能切除病变的部位？"

12. PTBD 置管过程中患者该如何配合？

（1）术中保持医生安置好的体位：在置管过程中根据穿刺部位的不同，体位不完全相同，术中通常取仰卧位或侧卧位，并且需要保持身体不要随意移动，避免穿刺位置出现偏差，增加手术风险。

（2）术中保持放松的状态：通过深呼吸调整紧张焦虑情绪，避免因过度紧张使肌肉紧绷增加穿刺难度。如患者确实紧张到无法配合，医生会酌情选用麻醉或保护性约束等方式予以帮助，保障手术顺利进行。

（3）术中与医护密切配合：术中按照医护人员的指示进行配合，在穿刺进针时听医生指令进行吸气或呼气，有助于穿刺过程中精准操作。

13. PTBD 置管后皮肤黄染、瘙痒多长时间消退？在此期间应该怎样保护皮肤不被抓破？需要多长时间可以做外科手术切除病变部位？

置入 PTBD 管的患者，需根据黄疸消退的情况来决定手术时间。一般来讲置管 1~2 天后血清总胆红素、直接胆红素、间接胆红素就会下降，下降的速度因人而异，病情不同，下降的速度也不同。随着胆红素的下降，患者的皮肤、巩膜黄染情况会逐渐减轻，尿色逐渐变淡，皮肤的瘙痒感也会减轻。

（1）皮肤黄染、瘙痒的消退：当总胆红素高于 34.2 μmol/L 时，由于胆盐沉积刺激皮肤，全身皮肤瘙痒。同时，排出尿液中结合胆红素增加时，尿液颜色加深，由于肠道内缺乏胆红素降解产物，可出现陶土便。患者可出现皮肤、巩膜黄染。结石性黄疸常呈波动性，占位性梗阻性黄疸则呈进行性加重。放置 PTBD 管后，如果引流效果良好，胆汁顺利引出，胆管梗阻逐渐解除，一般在置管后1~2周，黄疸引起的皮肤黄染和瘙痒症状开始逐渐减轻，完全改善可能需要2~4周。这是因为胆红素需要时间代谢和排出体外，皮肤症状的缓解会稍滞后于胆管梗阻的解除；如果出现并发症，如引流管堵塞、移位或感染等，影响了胆汁的正常引流，黄染和瘙痒症状改善的时间会相应延长。若明确为引流管堵塞导致的引流不畅，需要重新疏通或更换引流管。如果患者合并有严重的肝功能损害等其他疾病，也会延缓恢复进程。

（2）出现皮肤瘙痒时预防皮肤抓破的防护措施：在这期间可用温水沐浴或擦浴，避免使用碱性浴液；勤换衣裤，勤剪指甲，避免搔抓皮肤而引起皮肤破损、感染；还可以外用液体敷料（如赛肤润）涂抹皮肤。

（3）外科手术切除病变的时机：梗阻性黄疸患者通过术前减黄降低血清总胆红素水平，改善肝功能和营养状况，减少手术风险，从而提高手术安全性。具体手术时机因患者病情、手术类型和医院标准而异，目前尚无明确统一标准，但通常遵循以下原则。

1）黄疸指数的安全范围：一般情况下，对于无须行肝切除的患者，血清总胆红素降至低于85 μmol/L时，手术风险较低，可视为安全手术的指标。对于需行大范围肝切除或者肝门部胆管占位并计划行肝切除的患者，需尽可能降低血清总胆红素水平，以期肝脏储备功能分级（Child-Pugh分级）处于Child A级①或者肝ICG-R15<10%，一般建议将血清总胆红素进一步降至低于34 μmol/L，以提高手术安全性。

2）肝功能恢复的影响因素：肝功能的恢复不仅与胆道梗阻的持续时间和胆道继发感染的程度有关，还与胆道引流的持续时间密切相关。通常需要1~2周的减黄时间，对于胆红素极高的患者，建议持续减压3~6周，甚至更长时间，以充分改善肝功能，为手术创造更好的条件。

剧幕

小赵今年32岁，平时工作压力比较大，下班后就喜欢和朋友一起

---

① A级：5~6分，手术危险度小，预后最好，1~2年存活率85%~100%。B级：7~9分，手术危险度中等，1~2年存活率60%~80%。C级：≥10分，手术危险度较大，预后最差，1~2年存活率35%~45%。

喝点小酒，撸点串。最近这种惬意的生活被迫终止了，原来他因为上腹部反复疼痛不适伴发热而住院了。小赵自诉3个月前跟往常一样喝了点啤酒，吃了些烧烤后突然出现上腹部疼痛，同时伴随后背、双肩部牵拉痛，比较剧烈，其间发热，体温在38.5 ℃左右。第2天发现小便颜色有点黄，于是到当地医院输液消炎，医生还开了消炎利胆片，口服后症状有所缓解。随后2个月内类似症状又发作2次，每次都是吃了比较油的食物后发作，到医院仍然是消炎、利胆治疗后症状减轻。今天上午刚一上班，小赵突然又感到右侧上腹部剧烈疼痛，变换体位后仍不能缓解。为了彻底解决这个问题，小赵在同事的陪同下来到了肝胆胰外科专家门诊，就诊后被收住入院。经过一系列的检查，小赵被确诊为急性化脓性胆囊炎，胆囊内已积聚了大量积液。医生严肃地告诉小赵，病情较急，症状较重，除了发热和腹痛外，血液检查中炎症指标也很高，如果不及时采取措施，胆囊极有可能发生坏疽穿孔，后果严重。

医生建议小赵立即在局麻下行经皮经肝胆囊穿刺引流（PTGD）减压治疗，术中需要放置一根胆囊穿刺外引流管引流胆汁。小赵表示要考虑一下。经了解，原来小赵前一段时间一直没有工作，日常开销都是靠平时做临时工赚取的，这段时间一直反复生病，经济上就比较拮据。同时，因为这个毛病反复3个多月，一点儿都没好转，他不知道做手术能不能解决这个问题，疼痛和发热能否缓解？是不是能彻底解决问题？担心“赔了夫人又折兵”。

14. 什么是经皮经肝胆囊穿刺引流？其适应证有哪些？

经皮经肝胆囊穿刺引流（PTGD）是指经右上腹穿刺到肝脏进入胆囊内，将胆汁引出体外的一项微创治疗技术，可快速减轻患者的临床症状，防止患者感染情况加重。PTGD可引流出淤积在胆囊的胆汁，降低胆囊内压，减轻临床症状、控制感染，有效缓解高危患者病情，为再次手术打下基础。其操作过程精密，需要由经验丰富的医生在影像设备的精确引导下完成（图1-6）。

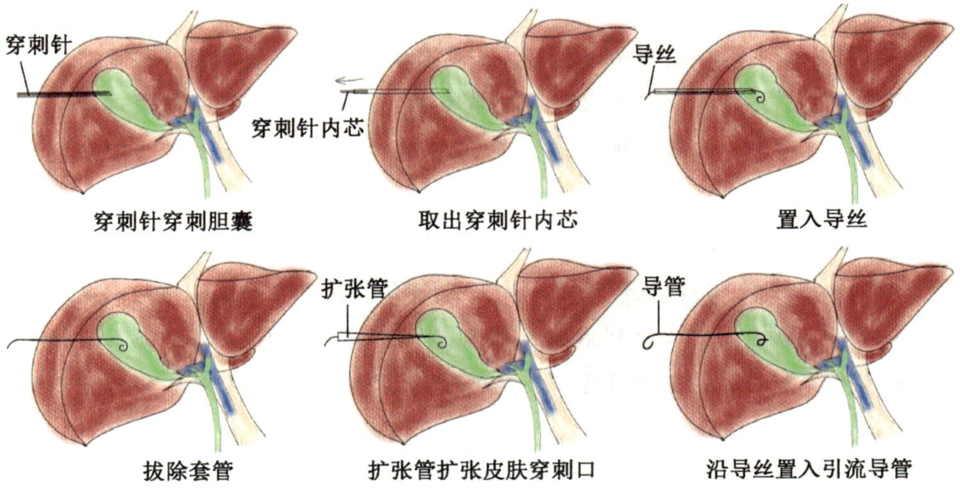

图 1-6　经皮经肝胆囊穿刺引流

PTGD 的适应证有以下几种。

（1）对于那些症状危重、年老体衰或合并有多种脏器疾病的急性胆囊炎患者，PTGD 提供了一种微创的治疗技术，避免承受外科腹部手术的高风险。

（2）胆总管下端梗阻导致的胆囊肿大患者，尤其是那些 PTBD 失败且病情危重的情况，PTGD 更是成为救命的有效手段。

（3）在急性化脓性胆管炎胆石症并发急性胆管炎的治疗中，当肝内胆管扩张不明显而胆囊显著肿大时，PTGD 以其操作简便、效果显著的特点，成为与 PTBD 相比更具优势的治疗方式。

（4）在妊娠期急性胆囊炎的治疗中，PTGD 更是能够有效地减轻症状，为孕妇和胎儿的安全提供有力保障，使其能够顺利度过危险期，待产后再进行胆囊切除手术。

15. 置入 PTGD 管后腹部疼痛和发热症状多久能缓解？

（1）腹部疼痛缓解：对急性胆囊炎患者，置入 PTGD 管后，腹部疼痛症状的缓解时间会因个体差异和具体病情而异。一般来说，胆囊穿刺引流后，患者的临床症状会得到较快的缓解，因为胆囊穿刺引流能够有效地减轻胆囊内的压力，减少胆汁对胆囊壁的刺激，从而减轻疼痛。

通常情况下，患者在 PTGD 术后当天就能明显感觉到疼痛减轻，随着感染的控制和炎症的逐渐消退，疼痛通常会在几天内得到缓解。特殊情况除外，如果患者存在其他并发症，如胆囊穿孔或胆管炎，疼痛缓解的时间可能会延长。

（2）发热症状缓解：急性胆囊炎患者行胆囊穿刺引流后，发热症状的改善时间因人而异，但通常会在术后 72 小时内得到缓解。大部分患者在胆囊穿刺引流术后很快就会有症状，如腹痛、腹胀、高热等的明显改善 。特殊情况下，如患者存在其他严重并发症或合并有其他健康问题，可能需要更长的时间缓解。值得注意的是，术后发热可能是置管创伤或局部炎症的生理反应，医护人员会密切监测患者的生命体征，包括心率、血压、脉搏和体温，以及引流液的量和颜色，以评估患者的恢复情况。

16. 置入 PTGD 管的患者满足哪些条件后方可实施胆囊切除手术？

最终手术的时机由医生根据患者的具体情况和恢复情况综合评估后决定，通常要达到以下条件。

急性胆囊炎患者置入 PTGD 管后，腹痛和发热等症状能得到明显的缓解，并在出院 4~6 周至门诊复诊。所有实验室检查、B 超或 CT 检查提示患者的急性炎症明显缓解或者消退后，即可考虑入院行胆囊切除手术。

剧　幕

孟奶奶是一位令人敬佩的退休教师，患有高血压病 20 余年，有房颤病史 10 余年，规律用药控制。尽管已经 80 岁高龄，但她依然保持着对生活的热爱和对知识的执着，每天早晨都会到小区公园打太极拳，每天都能保持 1~2 小时阅读报纸、书籍的习惯。然而，上个月初的一个清晨，孟奶奶突然感到上腹部传来一阵剧烈的疼痛，紧接着便是寒战和发热，体温迅速攀升至 39.5 ℃，皮肤和眼睛也开始发黄，小便的颜色也变得有点深。这一系列突如其来的症状让家人立刻意识到问题的严重性，他们迅速将孟奶奶送往医院。

经过一系列详细的检查，医生告知孟奶奶的家属，她的情况可能是由于胆总管结石引发了胆管炎，并给出了几种可能的治疗方案：有直接放置 PTBD 管进行减压治疗，但后续可能还需要放置 T 管；也有内镜鼻胆管引流的治疗方式……但每种方案都有其利弊。

面对这些陌生的医学术语和复杂的治疗方案，孟奶奶的家人感到十分困惑和无助。他们中没有一个人是医护工作者，对于这些专业的治疗方案更是一知半解。在犹豫不决之际，医生结合孟奶奶的基础疾病情况和身体状况详细地向孟奶奶的家属分析了几种治疗方式的利弊。他们选择了信任医生的专业判断，让医生根据孟奶奶的具体病情来选择最佳的治疗方案。

最终，医生决定为孟奶奶实施逆行胰胆管造影术，并放置鼻胆管进行引流。在医生的精湛技艺和团队的紧密配合下，手术顺利完成。术后，经过几天的系统治疗和医护人员的精心护理，孟奶奶的身体状况逐渐好转，体温恢复正常，皮肤和眼睛的黄疸也逐渐消退。

当孟奶奶顺利出院的那一刻，她和家人都深深地感激医生的专业判断和精湛医术。这次经历让他们更加深刻地认识到，在面对疾病和困境时，信任医生、选择最适合自己的手术治疗方案是关键。

17. 什么是内镜鼻胆管引流？其适应证有哪些？

内镜鼻胆管引流（ENBD）是在内镜逆行胰胆管造影（ERCP）的基础上实施的胆道置管引流技术，具备胆道梗阻解除、胆道压力减低、黄疸消除、感染控制、全身状况改善等多重积极效应。该技术通过内镜引导，将一根细小的引流管经鼻精准置入胆道内，从而有效引流胆汁，缓解胆道压力。ENBD 适用于急性化脓性梗阻性胆管炎、原发或继发性肿瘤所致的胆管梗阻、肝胆管结石所致的胆管梗阻，也用于预防胆总管结石嵌顿、胆源性胰腺炎、胆管良性狭窄、创伤性或医源性胆瘘、硬化性胆管炎等，尤其适用于胆管梗阻性病变的临时性引流。对于胆管良恶性狭窄的患者，它能在手术前提供必要的胆道减压，为后续治疗创造有利条件。面对胆管狭窄合并化脓性胆管炎的危急情况，ENBD 能迅速引流脓液，控制感染，挽救患者生命。此外，在胆管引流区域受限或治疗效果难以判断的病例中，ENBD 可作为试验性引流手段，为医生提供宝贵的诊断依据（图 1–7）。

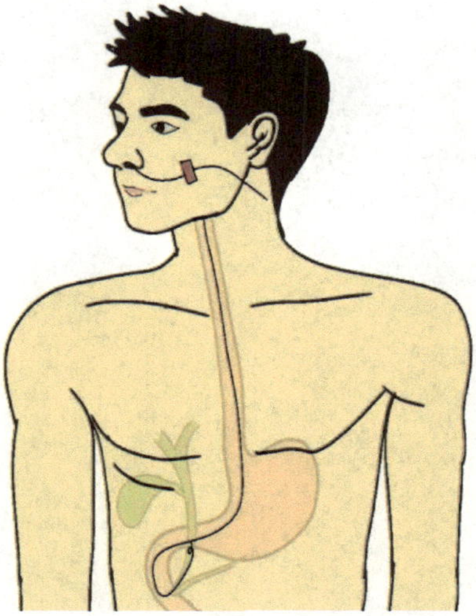

图 1-7 鼻胆管引流

18. 鼻胆管引流的费用大概是多少?

通过 ERCP 放置鼻胆管引流的总费用略高，在 2.8 万~3.0 万元之间，可以参与医保报销。

19. 鼻胆管引流手术过程需要多久？会进行麻醉吗?

放置鼻胆管的手术一般不需要全身麻醉，医生会使用表面麻醉的方法帮助患者减轻疼痛。在手术开始前，医生会采用口咽部喷射局部麻醉剂或者口服局部麻醉剂的方法进行麻醉，这意味着患者在清醒的状态下进行手术，但只会在局部感到麻木，痛苦比较小。这种手术过程相对快速，通常 0.5~1 小时就能结束。

第二篇

住院管理阶段

第一章
症状管理

剧　幕

王先生目睹了同病房的林大爷在胆道外引流术后返回病房时，出现了血压下降、心率减慢等一系列症状。医护人员迅速应对处理，诊断为术后并发症——胆心反射。这一幕，无疑在王先生的心中投下了沉重的阴影，他不禁有些焦虑：置管后会有那么多问题吗？我是不是也会这样？

1. 置管之后可能会有哪些并发症？

置管后可能出现的并发症及表现如下。

（1）出血：置管后出现血色胆汁、突发腹痛、心慌头晕、皮肤瘀肿，表明可能有出血的情况。

1）管道周围出血：原因是穿刺针或导管损伤胆管壁或周围小血管，表现为引流管周围皮肤渗血或少量血性液体流出。

2）腹腔内出血：可能与误伤肝脏血管（如肝动脉、门静脉）有关，表现为突发剧烈腹痛、腹部胀痛，可能伴随冷汗、心慌。

3）胆道出血：原因是导管摩擦损伤胆管黏膜或血管，表现为引流出的胆汁突然变红或呈“酱油色”，可能反复出现。

4）穿刺点渗血：与局部血管损伤或凝血功能异常有关，表现为穿刺处持续渗血，纱布敷料可被血浸湿。

（2）感染：主要包括全身感染、化脓性胆管炎、肝脓肿、脓胸、穿刺通道感染等。胆道穿刺成功后，大量对比剂注入引起的胆道压力增高可使细菌逆行入血，造成感染，引起发热、寒战、腹痛等症状，严重时容易导致败血症。

（3）局部皮肤刺激：引流管周围皮肤长期受胆汁等渗出物刺激，可能出现红肿、疼痛、破溃等症状。

（4）胆瘘：引流管周围胆汁或腹水漏出（包括胆汁性腹膜炎）是较常见的并发症，尤其易发生于右侧穿刺时，可引起腹痛、腹胀、发热等腹膜炎表现。如更换更粗的引流管后仍不能解决问题，可考虑缝合引流管周围皮肤或使用密封造瘘袋；植入支架后及时拔管也是合理选择。

（5）胰腺炎或高淀粉酶血症：对于壶腹部位的肿瘤，胰管内注入大量对比剂，将可能导致胰腺炎及高淀粉酶血症的发生。当出现胰腺炎时，可表现出上腹部疼痛，并伴有恶心、呕吐、发热，与 ERCP 途径相比，PTBD 及支架植入引起胰腺炎和高淀粉酶血症的风险较小。

（6）胆心反射；胆囊、胆管等部位受到手术牵拉、压迫等刺激后，通过迷走神经反射，反射性地引起冠状动脉痉挛、心肌缺血，同时可能导致心律失常甚至心跳骤停。患者会出现心动过缓和血压降低等，严重者会有心律失常。

剧幕

林大爷术后因伤口疼痛而请求医生使用镇痛药物来缓解不适。这一幕，让王先生心中涌起了新的疑问与不安，他暗自思忖：放置引流管的过程，对我来说是否也将伴随着难以忍受的疼痛？而这种疼痛又是否会如影随形，长时间地困扰着我？一旦我在术后感到疼痛，应当如何准确而有效地向医生传达这一不适呢？医生又会采取怎样的措施来帮助我缓解这份痛苦？会给我用止痛剂吗？听说是药三分毒，如果用止痛剂，这些药物在缓解疼痛的同时，会不会有什么其他不舒服的情况需要特别注意呢？带着这样的疑惑，王先生礼貌地向医生提出了自己的问题。

2. 刚放引流管时会疼痛吗？这种疼痛会持续多久？

在置管过程中，当引流管经过皮肤、组织及胆道时会引起不适感及疼痛。局部麻醉能缓解部分疼痛，但患者会有不同程度的不适感，尤其是对疼痛敏感的人，会出现较为明显的疼痛。全身麻醉的患者置管时不会感到疼痛。

引流管放置后的疼痛持续时间长短不一，与个体差异、手术技术、术后管理等因素有关。术后疼痛一般持续数小时或 1~2 天。如果引流管位置良好且没有其他并发症，2~4 天后疼痛会明显减轻，出现较为严重疼痛的概率较小，可使用镇痛药物、行肋间神经阻滞等加以解决。但如果出现引流管堵塞、移位或局部感染等情况，因引流管内胆泥、血块、脓液等堵塞，影响引流效果，并产生疼痛，疼痛可能会持续存在或加剧。出现上述症状时，医护团队会及时进行相关评估和处理，如调整引流管位置、使用抗生素等。

3. 如果感到疼痛，该如何表述？医护人员会怎么处理？

（1）疼痛表述：如果感到疼痛，建议准确说出疼痛分值；若无法说明，可描述目前的感受（如睡眠有无影响）、是否有其他伴随症状（如心率加快、呼吸加快、恶心、腹胀、排尿困难）等。疼痛分值如下：不痛时，疼痛分值为 0 分；疼痛可以忍受、能正常生活和睡眠属于轻度疼痛，疼痛分值包括 1、2、3 分三个等级；疼痛轻度干扰睡眠、需要止痛药属于中度疼痛，疼痛分值包括 4、5、6 分三个等级；疼痛干扰睡眠、需要麻醉止痛药属于重度疼痛，疼痛分值包括 7、8、9、10 分四个等级，其中疼痛无法忍受、严重影响睡眠、伴有其他症状或被动体位时，疼痛分值为 10 分（图 2–1）。

（2）处理措施：根据患者反馈的疼痛情况，医生和护士会对症处理。若为轻度疼痛，护士会建议通过听音乐、聊天、看书等方式转移注意力，有助于缓解疼痛；当疼痛分值≥4 分时，医生会选取相对应的镇痛药；严重不能缓解者，可能需要采取神经阻滞方式等进行止痛治疗。在此过程中，医生会结合引流情况等综合判断。

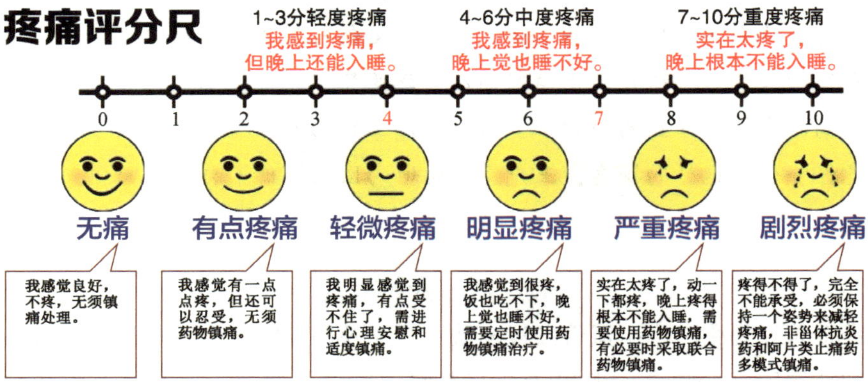

图 2–1　疼痛评分尺

4. 使用镇痛药物会引起哪些不良反应？

镇痛药物种类很多，主要分为非甾体抗炎药、阿片类止痛药、局部麻醉药 3 种。不同种类的镇痛药物，其产生的不良反应也有所不同。

（1）非甾体抗炎药的不良反应。

1）胃肠道反应：可引起消化道不适如恶心、呕吐、腹泻、便秘、上腹部疼痛，严重时可引起胃十二指肠溃疡、出血、穿孔。

2）肾损害：长期使用可导致肾功能损害，出现血肌酐升高、蛋白尿、水肿等，严重时可引起急性肾衰竭。

3）肝损害：部分药物可引起肝功能异常，导致转氨酶升高，严重情况下可导致肝坏死。

4）血液系统不良反应：可抑制血小板聚集，延长出血时间，增加出血风险。

5）过敏反应：表现为皮疹、瘙痒、荨麻疹、血管神经性水肿，严重时出现过敏性休克。

（2）阿片类止痛药的不良反应。

1）胃肠道反应：会引起恶心、呕吐、便秘等，其中便秘较为突出。

2）呼吸抑制：可导致呼吸频率减慢，严重时致呼吸暂停。

3）心血管系统影响：可引起体位性低血压。

4）中枢神经系统反应：常见的有嗜睡、头晕、精神错乱、幻觉等。长期使用还会导致身体和精神依赖，突然停药会出现戒断症状，如烦躁不安、流泪、出汗、震颤、呕吐等。

5）泌尿生殖系统反应：会引起尿潴留。

6）胆道系统反应：可导致胆道括约肌痉挛，引起胆绞痛。

（3）局部麻醉药的不良反应。

1）中枢神经系统反应：初期表现为兴奋症状，如头晕、耳鸣、目眩、烦躁不安。血药浓度过高会出现抑制症状，如嗜睡、意识丧失、呼吸抑制等。

2）心血管系统反应：会出现血压下降、心律失常，严重时会引起心跳骤停。

3）过敏反应：表现为皮疹、瘙痒、荨麻疹、血管神经性水肿，严重时会发生过敏性休克。

4）局部组织不良反应：可能导致炎症反应。注射时药物误入血管会引起局部组织缺血、坏死。

剧幕

王先生顺利完成了引流管的放置手术，当他回到病房静养时，一个未解的谜团悄然浮上心头：为何在置管后会感到一阵恶心，甚至伴有呕吐的症状？这是否意味着手术过程中出现了某些不为人知的问题，又或者是身体对这一外来侵入者有反应？面对这样的情况，我该如何应对才能有效缓解这些不适，让身体尽快恢复常态？

5. 为什么置管后会出现恶心、呕吐？如何解决这个问题？

（1）置入引流管后出现恶心、呕吐的原因包括以下几方面。

1）药物副作用的因素：术中造影剂、麻醉药物、镇痛药物及术后抗生素等多种药物的副反应都会引起恶心、呕吐。

2）术后疼痛和不适因素：伤口疼痛等刺激可通过神经反射引起胃肠道反应，导致恶心、呕吐。

3）胆汁引流相关因素：胆汁引流过多或速度过快，引起电解质紊乱，影响胃肠道蠕动，进而导致恶心、呕吐。

4）心理因素：患者对手术的紧张、焦虑情绪，影响了神经系统对胃肠道的调节，使胃肠道蠕动减慢或痉挛，从而出现恶心、呕吐的症状。

（2）术后初期恶心、呕吐的解决方法有以下几点。

1）当恶心、呕吐症状严重时，应暂缓进食，呕吐后及时漱口，保持口腔清洁。

2）自理能力较差时，保持侧卧位，头偏向一侧，防止呕吐物误吸。

3）医护人员会评估恶心、呕吐的原因及程度，开立护胃止吐药物。若同时存在疼痛，会同步实施合理的镇痛措施，并进行补液，以维持水、电解质平衡并补充营养。

4）若因胆道外引流过多导致不适，则需调节胆汁的引流速度和量。

第二章
引流管监测与护理

剧幕

钱大叔是一位货车司机，每天总是不停地到处送货，作息极其不规律。这次钱大叔在劳累后出现了上腹部隐痛不适的情况，起初也没当回事，以为休息一下就好了，可是经过了1周时间都没有明显好转。在家属的催促下，钱大叔来医院检查后发现他的胆总管中有几颗石头在“作怪”，所以才会出现上腹部疼痛。在详细检查后，医生给钱大叔做了胆囊切除和胆总管切开取石的手术，并且在胆管里面放了一根“T”形的管子引流胆汁。钱大叔手术后的第三天，他明显感觉状态好多了，起床活动时伤口也不疼了，腹部的管子一根引出淡血性液体 20 mL，另一根“T”形管引流出黄褐色液体 380 mL。

孙大爷已经退休了，这段时间因一直受病魔的困扰，他变得十分焦躁。起初孙大爷只是上腹部反复疼痛不适，偶尔会有发热，可近半个月来他的皮肤和巩膜显现出异常的黄色，小便的颜色也深得如同浓茶。在家人的陪同下，孙大爷来到了医院进行全面的检查。原来孙大爷是因为胆管结石引起胆道梗阻，血中胆红素含量异常升高，从而引发了皮肤和巩膜的黄染现象。医生在多方考量下，紧急给孙大爷放了一根 PTBD 管进行减黄治疗，手术当天引流管里引流出红褐色液体 250 mL。手术后的第 2 天，引流液的颜色变为黄褐色，量约 700 mL。

一个阳光明媚的下午，钱大叔和孙大爷还是和往常一样交流着各自的病情，相互鼓励共同面对疾病带来的挑战与不便，交谈中孙大爷提出了自己的困惑：“这个引流液的量为什么每天都不一样，还越来越多，会不会是我的病情越来越重啊？”这时钱大叔也觉得很奇怪，因为他的引流液比孙大爷少很多，到底他俩的引流液谁的才是正常的？带着这些疑惑，他们找到了床位护士小张寻求答案，床位护士小张耐心地解答了他们的问题。

1. 置管后每天胆汁引流的正常量是多少？

正常成人每日胆汁量为 800~1 200 mL，色泽为黄绿色，稠厚、色清、无渣。

(1) 放置 T 管引流的患者具体引流量的变化情况如下。

1) 术后 1~2 天内引流出的胆汁量为 100~250 mL，胆汁颜色可呈黄色、混浊，以后逐渐加深、清亮。这是因为术前胆总管被结石或炎症组织堵塞，胆总管内压力升高，影响肝细胞分泌胆汁，加上手术创伤又会抑制肝细胞制造胆汁的功能，故此时胆汁较少。

2) 术后 2~3 天，胆汁逐渐增多至约 400 mL。此时，胆总管压力下降，肝细胞功能逐渐恢复，胆汁分泌逐步正常。此阶段胆总管炎症尚未完全消退，下段仍有水肿，因此大部分胆汁分流到T管后被体外端引流出来。

3）恢复进食后每日引流量会增加到600~700 mL。

4）后期随着胆总管炎症消退，括约肌逐渐恢复正常，胆总管下端开始通畅，胆汁按正常途径流至十二指肠，T管引出到体外的量逐渐减少至每日200 mL左右。

5）T管引流量变化可能发生异常的情况：若胆汁突然减少甚至无胆汁引出，提示引流管堵塞或脱出；若胆汁引流过多，常提示胆管下段梗阻，应进一步检查。

（2）放置PTBD管或者PTGD管的患者，引流量会受到多种因素的影响，包括胆道梗阻的程度、胆管的损伤情况、患者的肝功能状态等，并没有一个固定的“正常”引流量。由于每个人的情况不同，引流量会出现不同的变化。引流过程中要重点监测和记录胆汁的量和性质，以及症状和体征的变化状况。

2. 需要控制每天的引流总量吗？每日引流量过多会给身体带来哪些不利影响？要怎么处理？

（1）如果每日引流出的胆汁量≤800 mL，则为正常状态，无须控制总量。

（2）每日引流量过多指的是每日引出的胆汁量>800 mL，这可能会导致体内电解质和营养丢失，特别是胆盐丢失会影响脂肪的消化吸收。引流量过多会出现以下不舒适的症状。

1）消化功能异常：由于胆汁是主要的消化液之一，长期外引流导致胆汁不足，可引起消化不良，表现为食欲不振、腹胀、恶心、腹痛等症状。

2）电解质紊乱：胆汁中含有水和电解质，长期外引流导致水和电解质紊乱，表现为头晕、乏力、纳差等症状，严重时可能导致肌无力、水肿、心脏节律异常等症状。

3）脂溶性维生素的吸收受影响：胆汁参与脂溶性维生素（如维生素A、D、E、K）的吸收，长期外引流会影响这些维生素的吸收，导致体重不增或者消瘦。

（3）对于引流量较大的患者，确实需要控制每天的引流总量，具体的引流量控制及处理应根据患者的具体情况如生化指标、营养状况、肝功能等综合评估，并结合医生的建议来确定。条件允许的情况下，需要考虑将引流的胆汁经过适当处理后回输到肠道，以减少相关并发症。推荐的具体方法如下。

1）在平躺时可以把引流袋平放在床上，取坐位时把引流袋平放在凳子上以减少引流液的排出。

2）将引流的胆汁过滤后经鼻肠管或经口回输，以恢复胆盐的肠-肝循环，维护患者小肠黏膜的屏障功能，促进其肝功能及营养状况改善。

3）可进行分次夹闭引流管，每日夹闭 2~4 小时，夹闭期间需监测有无腹痛、发热等胆道高压症状。

3. 置管后引流管里的液体是什么？为什么有红色液体？

（1）胆道外引流管中的液体通常是胆汁，它是由肝脏持续分泌的消化液，正常情况下每天的分泌量为 800~1 200 mL。胆汁的颜色通常为金黄色或墨绿色，金黄色的胆汁是直接由肝脏分泌的胆汁，而墨绿色的胆汁则是在胆囊内储存一段时间后的胆汁。这两种颜色都是胆汁的正常颜色，且正常的胆汁性状应该是清亮无杂质的。

（2）引流出的胆汁中出现红色液体（图 2-2）可能是以下情况。

1）手术创伤遗留的血性液体：这些血性液体一般在术后 24 小时内引流出，色泽呈淡血红色或暗红色，如果 24 小时后仍有血性液体引出且色泽转鲜红，需要进一步评估是否有活动性出血。

2）轻微出血：如果胆汁中只是含有少量的血丝或为淡红色液体，可能是由于引流管摩擦胆管内壁造成的轻微出血，通常不需要特殊处理。

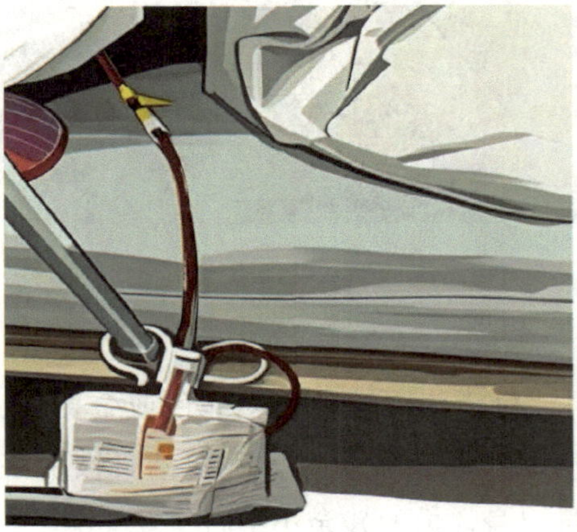

图 2-2 红色胆汁

3）胆管内出血：如果胆汁持续呈现血性或转清后又突然呈现血性，可能是由于胆管内发炎导致部分血管破裂出血。在这种情况下，如果出血量较大，可能是胆管内的血管破裂引起胆管瘘，需要及时夹闭 T 管，增加胆管内的压力，让血液在胆管内凝固，达到止血的目的。同时，需要使用止血类药物并予降低门脉压力的药物治疗。

剧　幕

今天是孙大爷置管后的第4天，他还是跟往常一样盯着引流袋中的液体看，突然发现引流管中有一团像柳絮一样的絮状物，用手挤捏了一下依旧存在，而隔壁钱大叔的引流液很清，没有杂质。于是，孙大爷立即跑到护士站寻求帮助。护士小张耐心地解答了他的疑问。

4. 如果引流液中有泥沙状、絮状或其他性状的杂质正常吗？

引流液中出现泥沙状、絮状或其他性状的杂质在某些情况下是正常的，但也可能是异常的信号（图2-3）。以下是一些可能的原因和情况。

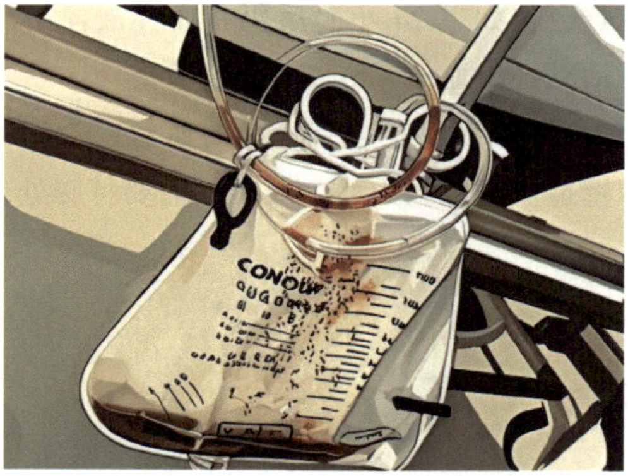

图 2-3　有杂质的胆汁

（1）正常情况：

1）一般正常的胆汁色泽为深棕色、墨绿色或金黄色，质地稍浓稠、色清、无杂质。引流液中伴有泥沙状杂质应考虑残留结石被引流出，这种情况无须担心，这是T管在帮助排出身体内的残余小结石。

2）手术后，伤口愈合过程中可能会有少量坏死组织或组织碎片形成絮状物，随引流液排出。在某些情况下，引流液中的纤维蛋白原或其他蛋白质成分可能在引流管内凝聚，形成絮状物。这些都是正常的情况。这个时候我们需要定期地挤捏引流管，以免管道堵塞。

（2）异常情况：引流管内的絮状物突然增多，可能是由感染、炎症或其他并发症引起的。这可能伴随着发热、红肿、疼痛等症状。或者引流液的颜色、气味或性质发生改变，如变为红色、有异味或呈脓性，表明有感染或其他异常情况。这些就是不正常的情况。

剧 幕

看到孙大爷急急忙忙地去找床位护士，钱大叔忍不住低头看了一下自己的T管。突然他发现管子里好像有段空气，因为担心这段空气进入身体会造成不好的影响，钱大叔也赶紧来到护士站找小张。

5. 为什么引流管中间会出现一段空气？

引流管里面有空气是正常现象（图2-4）。因为引流管有侧孔，其通过腹壁、胸腔壁向外引出液体的地方会有间隙，空气会顺着引流管的窦道流向腹腔、胸腔。当引流管内没有完全充满胆汁时，如患者活动、改变体位，引流管内的压力会发生变化，从而吸入空气。所以，引流管里面有空气是正常现象，不需要特别处理，也不会导致感染等并发症发生。

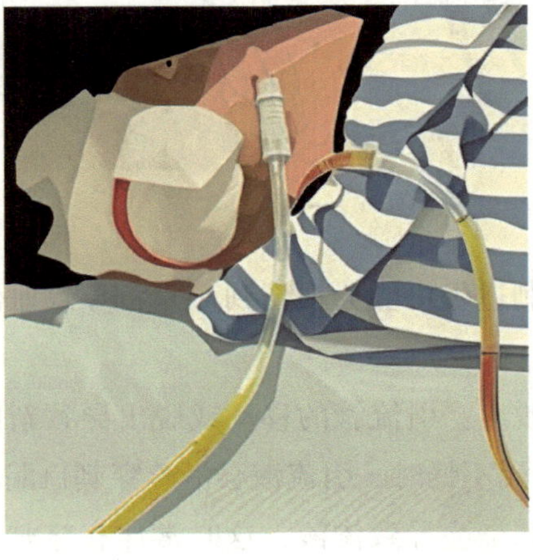

图2-4 引流管中有空气

剧 幕

经过1周的治疗，孙大爷的黄疸情况明显好转，每日引流管内能够引流出黄褐色液体500～600 mL。旁边床的钱大叔早就康复出院了，孙大爷有点焦急。

这天凌晨1点，急促的呼叫铃声突然响起，护士小唐刚跑到孙大爷床边，就听到孙大爷着急地说："护士，你快来帮我看看怎么回事？刚刚我感觉管子旁边湿乎乎的，掀开被子一看，这个包布上都是潮的，是不是我的管子脱出来了啊？"护士小唐查看了一下，原来是伤口处渗液了，而管路固定在位，没有脱出。她立即通知值班医生予以换药，并耐心给予解释和安慰，孙大爷的心终于定下来了。

6. 为什么引流管穿刺点处会有渗液或渗血？如发生这种情况，怎么办？

（1）引流管穿刺点出现渗液或渗血（图2-5）有以下几个原因：

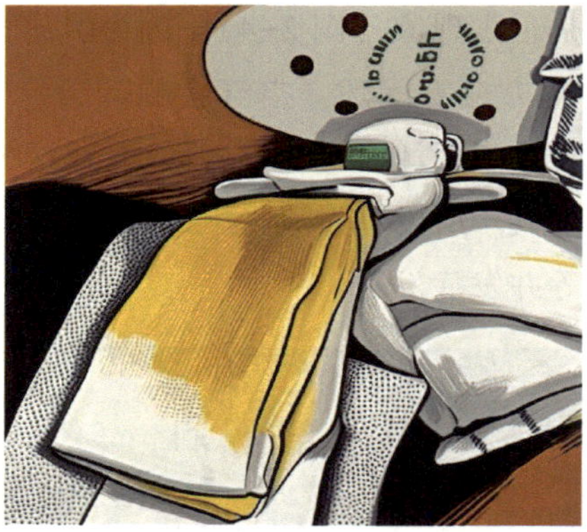

图2-5 引流管处渗液

1）穿刺损伤：穿刺过程可能会损伤到血管，导致血液渗出。如果损伤到胆管，会导致胆汁渗漏。

2）引流管移动或脱出：引流管的移动或脱出导致新的损伤，引起渗液或渗血。移动和脱出导致引流不畅时，引流液会沿着穿刺口漏出。

3）感染：穿刺点感染会导致渗液，这时常伴有穿刺点周围红、肿、热、痛等迹象。

4）患者体质：患者自身的凝血功能异常或营养不良也可导致穿刺处渗液或渗血。

5）胆道高压：术后胆道压力降低，肝细胞功能代偿性增强，故胆汁分泌异常增多，可导致渗液。

6）引流管堵塞：引流管堵塞可导致胆汁无法正常流出，从而从穿刺口周围渗出。这常常是由引流管内胆泥、血块或其他异物堵塞所致。

（2）胆道外引流管穿刺处渗液的处理方法通常包括以下几个步骤。

1）评估渗液情况：首先要评估渗液的性质，比如是清澈的胆汁、血性液体还是含有脓液的渗出物。这有助于判断渗液的原因，比如是否由胆瘘、感染或管路移动引起。

2）保持引流通畅：确保引流管没有发生折叠或堵塞的情况，并且其位置放置正确，以便胆汁能够顺畅地流出体外，从而避免渗液发生。

3）更换敷料：如果渗液量较少，可更换敷料，以确保穿刺口及其周围的皮肤得到充分保护，从而有效防止感染的发生。此外，可考虑使用泡沫敷料，因为这种敷料具有良好的吸收性能，能够帮助吸收少量的渗液，有效保持穿刺部位的干燥和清洁。

4）使用皮肤保护剂：对于那些出现渗液的皮肤区域，建议采用一些皮肤保护剂进行护理，例如可以使用氧化锌软膏或者银离子凝胶等产品。这些保护剂能够有效地形成一层保护膜，避免皮肤因直接接触到胆汁、脓液等刺激性物质而受损害。每天至少使用 1 次，以确保皮肤得到充分保护。

5）使用造口袋：如果发生大量渗液，可以考虑使用造口袋来有效地收集这些渗液。这种方式可以显著减少换药次数及渗液对皮肤的持续刺激和所造成的皮肤损伤。此外，造口袋的使用还带来了另一个便利之处，那就是方便监测渗液量，利于统计引流总量，更好地评估病情变化。

6）医疗干预：如果渗液的情况非常严重，或者伴随着发热、腹痛、心率或血压变化等症状，那么需要进一步评估和治疗。处理措施包括：对穿刺口周围的皮肤进行缝合处理，或者更换一根更粗的引流管，以便更有效地排出体内的液体；如果为渗血，则可能进行局部压迫止血或药物止血等处理。在渗血、渗液严重的情况下，及时的医疗干预是非常重要的，可以防止感染扩散或水、电解质紊乱等潜在的并发症。医生会根据具体情况制订最合适的治疗方案，确保患者能够尽快恢复健康。

7）营养支持：应当积极地补充蛋白质以及其他重要的营养成分，以确保身体能够获得足够的能量和营养物质来维持正常的生理功能。

剧 幕

王先生做了经皮经肝穿刺胆管引流的手术，在术后的静谧时刻，王先生心中悄然升起一丝忧虑：引流管作为术后恢复的关键一环，其稳固性直接关系到康复进程。那么，怎样管理才能有效避免引流管意外滑脱或被不慎拔出呢？是否存在一套系统的方法，能帮助我更加安心地应对这一挑战？倘若引流管发生了脱管，这一突发状况将如何应对？是立即自行处理，还是寻求专业医护人员的帮助？在等待救援的过程中，又可以采取哪些紧急措施，以减轻其可能带来的不良影响？

带着这样的疑问，王先生向经验丰富的护士寻求专业指导。

7. 该如何避免意外脱管/拔管？

（1）妥善固定：使用专用的导管固定装置或医用胶带进行固定，确保引流管固定牢固；若发现穿刺点敷料或固定胶带松脱、失去黏性，应及时更换。在穿刺点附近合适的位置进行固定，避免导管有过多的活动空间。

（2）避免剧烈活动：活动时应避免剧烈的体位变化和动作，如快速转身、弯腰、大幅度抬臂、用力排便等。活动时应扶好管路，动作轻柔且缓慢，以减少对引流管的牵拉，避免活动时管路拉扯脱出；任何突然的动作都可能导致引流管移位或脱落，因此务必小心谨慎。

（3）避免引流袋内重力牵拉：床位护士会每天及时倾倒引流袋内的液体。

（4）观察与记录：住院期间护士会定期检查引流管的位置及外露长度，确保没有移动或脱出。日常患者也需要自己观察，如果发现导管外露长度有变化，应及时联系医护人员。

剧 幕

这天王先生将引流袋挂在了床边的挂钩上，起身时没注意，引流管被拉扯出来一部分。那一刻，他的心中充满了惊愕与不安：这该怎么办？能否直接将其塞回去，以恢复原状？

面对这突如其来的状况，王先生想了想没敢轻举妄动。他立即按下床头的呼叫器，同时心中暗自思量：如果自己塞进去一点是否妥当？塞进去是否会因此引发更严重的问题？

8. 如果引流管被拉扯出来一部分该怎么办？能自己塞回去吗？

若引流管被牵拉出一部分，切记不可自行塞回，防止强行塞入造成感染、内部穿孔或出血。处理措施如下。

（1）保持镇静，应立即固定余下的部分管路，避免管路完全脱出。

（2）如引流管自行拉出，观察引流液颜色及穿刺点有无出血，尽量卧床休息减少活动，避免腹部压力突然增大致胆汁瘘，并立即联系医护人员，医护人员会检查脱出导管长度。如引流管完全脱出，需查看引流管尖端是否完整，并消毒穿刺口及周围皮肤，覆盖无菌敷料；如部分脱出，需确定引流管位置，明确是否需要重新置管。

剧 幕

清晨，当第一缕阳光透过窗帘的缝隙，轻轻拂过王先生的脸庞时，刚醒来的他本想迎接新的一天，却意外发现引流管与引流袋之间的连接出现了分离。床单上一摊胆汁污渍静静地躺着，仿佛在诉说着夜间发生的不寻常。深知事态紧急，王先生毫不犹豫地按下了呼叫铃，寻求专业医护人员的帮助。这一刻，王先生的心中充满了疑惑与忧虑：为什么会发生如此情况？是晚上睡着了自己翻身动作过大使其不小心分离？我是否可以自行处理，将它们重新连接起来？

9. 早上发现引流管与引流袋接口分离了，流出一摊胆汁。为什么会这样？可以重新接回去吗？

引流管和引流袋接口处通常有三通阀作为连接，若接口处未旋紧导致分离或局部有裂缝破损，则会出现胆汁流出的情况。

若三通阀及引流袋接口处完好无损坏，需用安尔碘棉签消毒三通阀及接口处，重新旋紧；若三通阀及引流袋接口处有损坏，则需要更换新的三通阀或引流袋。

剧 幕

自从上回引流管和引流袋分离后，王先生每天都会检查接口处的情况，因为他发现这根外引流的管子特别细软，容易扭曲。这天清晨，王先生起床在病房里活动了一圈后发现自己的管路出现了扭曲和打折现象，这无疑引起了他的担忧。他决定向经验丰富的护士寻求专业的建议。他礼貌地询问道："在正常的活动中，如何确保这些至关重要的管路保持通畅无阻？是否有预防扭曲、打折的方法或者技巧，避免这种情况的发生，从而保障我的健康与安全？"

10. PTBD 管体外部分扭曲在一起了，怎么才能保持通畅？

（1）活动后引流管扭曲、打折的处理方法：在起床、翻身等活动后需要及时检查引流管的情况，当发现管路扭曲、打折时，应将悬挂的引流袋松开放于床上，再将管路从靠近穿刺点处从上往下捋顺，无扭曲后再固定在床边或衣服上。

（2）日常起床、翻身等活动中保持引流管通畅的方法如下。

1）预先妥善固定：固定引流管时要让管路有自然弧度，避免管路过度弯曲或因过长而打折。采用高举平台法等固定技巧，使管路与皮肤之间有一定的间隙，防止皮肤对管路的压迫。

2）起床翻身时：将引流袋妥善悬挂在合适的位置，须低于穿刺点。引流管预留出足够的长度，在移动过程中理顺并护住引流管，防止牵拉和扭曲。

3）翻身结束时：检查引流管是否有打折、扭曲、受压等现象并调整，再次观察管路的通畅性和固定情况。

剧 幕

王先生是个爱思考的人，在使用 PTBD 管的过程中，他突然意识到一个严峻的问题：如果这种关键的医疗管路出现裂开或断开的情况，他应当如何迅速而妥善地应对？这一念头如同警钟般在他心头敲响，引发了一连串的疑问与思考。

11. 发现 PTBD 管裂开或断开时该怎么办?

若是引流管出现裂开或断开的现象，应在断裂处上方将管路反折，防止引流液流出，并立即告知医护人员。

（1）初步评估：医护人员会评估患者的生命体征，是否有腹痛腹胀、寒战高热等症状；同时评估引流管裂开的程度、位置以及是否有胆汁渗出。

（2）局部处理：若裂开较小且没有胆汁渗漏，用无菌纱布覆盖裂口，避免污染；若裂开较大，有胆汁渗漏，可用无菌纱布在渗漏周围做环形封闭，尽量阻挡胆汁外流。同时观察皮肤有无红肿，并对周围污染皮肤进行清洁和消毒处理。

（3）换管及重新置管：根据引流管裂开的严重程度由专科医生对其进行更换或者重新置管。

第三章 日常生活

第一节 饮 食

剧 幕

周阿姨是一位退休工人，因为反复上腹痛 4 个多月，其间伴有多次体温升高的症状来医院就诊。经过检查发现周阿姨的疼痛由胆总管结石引起。经过和家人商量，周阿姨做了 ERCP+ENBD 的微创手术，返回病房时周阿姨的鼻子上还带了一根引流管，引流出黄褐色液体约 200 mL。今天是手术后第 1 天，周阿姨暂时还不能吃东西。

宋女士是一位高级白领，因为胆总管结石进行了胆管切开取石和放置 T 管的手术。手术后她带回引流管并引流出淡血性液体 20 mL，T 管引流出黄绿色胆汁样液体 200 mL。今天是手术后第 1 天，护士小韩指导宋女士可以喝些稀粥，每次小半碗，每天 5~6 次。

这时，周阿姨及家属提出了自己的疑惑："明明之前说我们的是微创手术，创伤小、恢复快，为什么隔壁床小宋昨天晚上就能吃东西了，我到现在还不能吃？是不是我们手术不成功？"

今天宋女士的朋友提着水果、肉松等营养品来看望她，有人还特意给宋女士熬了一锅黑鱼汤，嘱咐她一定要喝掉，强调“黑鱼是长伤口的，可以促进术后恢复”。等他们走后，宋女士向护士寻求帮助：“他们送过来的水果、肉松这些东西我能吃吗？还有这锅鱼汤，我知道荤的还不能吃，那我能不吃鱼肉只喝鱼汤吗？或者我把鱼汤上的油撇掉喝下面的行不行？”家属则也提出疑问：“昨天做完手术回来后，护士就让6个小时后喝水、喝米汤，今天告诉我们这几天还是以喝粥为主，可天天喝粥正常人都受不了，何况她做了这么大的手术，不增加营养怎么恢复呢？”对于患者及家属的疑惑，护士小韩耐心地给予了相关饮食指导。

1. 置管后前几天可以吃些什么？低脂流质、低脂半流质应如何选择？具体的进食时机应如何把握？

（1）置入胆道外引流管后的前3天，饮食应该遵循以下原则。

1）低脂饮食：由于胆汁作为消化液被引流出体外，消化功能会受到影响，因此应以低脂肪、低胆固醇的食物为主，避免油腻和高脂肪的食物。

2）易消化食物：多吃新鲜蔬菜和水果，选择容易消化的食物，如瘦肉、蛋白质丰富的食物，以帮助改善消化功能。

3）少吃多餐：由于患者容易出现食欲不振和腹胀，应采取少量多餐的方式。

4）补充水分和电解质：由于胆汁引流可能导致水分和电解质丢失，可以进食稍咸的食物，并适当多喝水来补充流失的水和电解质。建议每1~2周复查电解质，如有异常，需要积极补充，以防电解质紊乱。

5）避免刺激性食物：需避免辛辣、生冷等刺激性食物，以免对胃肠道造成额外的负担。

6）观察和调整：密切观察身体对食物的反应，并根据医生的建议调整饮食，如果进食后有任何不适，应及时向医护人员咨询。

（2）允许进食的前几天给予低脂流质及低脂半流质饮食。

1）低脂流质：稠米汤、稀米粥、面汤；新鲜的果汁、蔬菜汁；各种蔬菜煮成的汤，如胡萝卜汤、南瓜汤；以及藕粉、豆浆、脱脂牛奶等都属于低脂流质饮食。

2）低脂半流质：主食类可选择大米粥、小米粥、山药粥、燕麦粥、南瓜粥、菜粥、面片粥、浓稠的素羹汤、烂糊面、素馄饨等；豆类食物可选豆腐脑、豆腐、豆腐干等；蔬菜及水果都可以食用，可以切成碎菜叶或小块，并充分咀嚼。

（3）不同手术方式患者的进食时机并不相同。

1）急性胆囊炎和急性胆管炎行 PTGD 或者 PTBD 者：术后待血压、心率平稳，炎症指标下降后予以进食低脂流质饮食，逐步过渡到低脂半流质饮食。

2）胆总管结石行胆总管切开取石+T 管引流者：

① 当日手术回病房后禁食 6 小时，无不适可少量饮水，无恶心、呕吐后可进食米汤。如果是糖尿病患者，不建议选择米汤，可适当进食蔬菜汁如胡萝卜汁、黄瓜汁等。

② 术后第 1 天可进食低脂流质饮食，但不建议吃藕粉、豆浆等，尽管它们也属于低脂流质类饮食，但易产气，容易引起腹胀；不建议喝牛奶，因为牛奶含有一定的脂肪，置管初期不推荐食用。如果感觉食物无味道而影响食欲，可搭配少许榨菜、酱瓜或者腐乳调味。术后第 1 天不建议喝各类荤汤如排骨汤、鱼汤、鸽子汤等。

③ 术后 2~3 天给予低脂半流质饮食，选择的种类包括大米粥、小米粥、山药粥、燕麦粥、南瓜粥、菜粥、面片粥、浓稠的素羹汤、烂糊面、素馄饨等；可以适量补充摄入一些植物蛋白质，如豆腐脑、豆腐、豆干等；并同步增加一些新鲜蔬菜和水果，充分咀嚼，以补充纤维素和维生素，有助于消化和恢复。鼓励多饮水，以帮助胆汁充分冲刷胆道，减少胆汁堆积和沉淀。在此期间，如果进食后没有腹痛等不舒服的症状再添加适当荤汤，荤汤表面的油脂需要撇掉，肉类及鸡蛋暂时不可以食用，以免引起腹痛。

④ 为减轻消化系统的负担，可以采取少食多餐的方式，每次进食量不宜过多。

3）胆总管结石行 ERCP 者：手术当日需禁食，待术后第 1 天复查血常规结果显示血液淀粉酶正常后给予低脂流质或低脂半流质饮食。这是因为行 ERCP 的患者术后有发生急性胰腺炎的可能，早进食会促进胰腺的分泌，从而诱发胰腺炎。

4）胰腺占位或者胆管占位行 PTBD 者：术后饮水无恶心、呕吐时，可进食流质或半流质饮食，如米汤、稀米粥、青菜面等，同时可以搭配牛奶、蛋白质粉等增加营养。术后第 1 天开始正常饮食，饮食上以高热量、高维生素为主，多进食优质蛋白、易消化的食物，推荐多补充鱼肉、虾肉、瘦肉、鸡蛋、牛奶等，避免辛辣刺激的食物，如辣椒、咖啡、浓茶等，鼓励少食多餐。具体应结合患者的肝功能恢复情况进行个性化调整。

2. 置管之前有腹胀、恶心、消化不良等症状，有些荤食不敢吃，术后可以吃一些吗？鱼汤、肉松等算低脂食物吗？

建议每次进食鱼汤 2~3 汤勺，虾 3~4 只，肉片 4~5 片，瘦肉的选择依次可选用：鸡肉、兔肉、鸭肉、牛肉、羊肉、猪肉。附着油脂及皮应全部去除，进食以上食物少量后如无不适再逐渐增加。除此之外，不推荐食用肥肉、蛋黄、动物内脏等胆固醇含量高的食物。

鱼汤、肉松之类的食物不算低脂食物。鱼肉、虾肉、瘦肉本身属于低脂类食物，但是在加工成鱼汤和肉松的过程中通常会添加油来炒制，而且在炒制过程中食物本身的油脂也会被激发出来，从而导致鱼汤和肉松内含有大量的脂肪，因此不算低脂食物。在置管初期我们需要限制脂肪的摄取，所以暂时不建议吃荤菜类食物；待术后 5~7 天根据肝功能恢复的情况可适量进食少许荤菜，如清蒸鱼、水煮虾、瘦肉等含优质蛋白的荤菜，这时候可以适量喝一些鲫鱼汤等，在保证营养的同时，也可减轻肝脏分泌负担。要少食多餐，不可以因为长时间没吃荤菜，突然暴饮暴食。

3. 术后可以吃水果吗？可以多吃吗？

胆道外引流术后可以吃水果，因为水果不仅能提供丰富的维生素和矿物质，还能提供一定的膳食纤维，有助于消化和维持肠道功能。但是，由于术后需要低脂饮食，选择水果时应优先考虑低脂、易消化的种类。

（1）选择低脂水果：如苹果、梨、香蕉、橙子、葡萄柚、蓝莓等，这些水果脂肪含量低，同时含有丰富的维生素和膳食纤维。

（2）避免高脂肪水果：如牛油果、椰子等，这些水果脂肪含量较高，不适合胆道外引流术后需要低脂饮食的患者。

（3）注意食物温度：术后初期，建议选择室温下的水果，避免过冷或过热的食物对胃肠道造成刺激。

（4）观察身体反应：每个人对食物的反应可能不同，如果食用某种水果后感到不适，如腹胀、腹泻等，应减少或避免食用。

（5）注意适量：虽然水果有益，但也要注意不要过量，过多的水果摄入可能会因为糖分较高而影响血糖水平，尤其是对于糖尿病患者或需要控制血糖的人群。

第二节　活　动

剧　幕

吴阿姨确诊肝癌近1年，3天前出现食欲减退、大便陶土样、小便发黄等症状，初步诊断是梗阻性黄疸，入院后完善相关检查。次日行胆道外引流术，手术后回到病房。护士为其测量体温，连接心电监护仪监测脉搏、呼吸、血压，并告知吴阿姨目前需要卧床休息。吴阿姨询问："我能下床吗？多久可以下床？卧床时可以在床上活动吗？如果能下床，该怎么保护引流管和引流袋？"

1. 置管当天需要卧床多久？卧床时在床上可以活动吗？多久可以下床？

（1）胆道外引流术后回病房，以卧床休息为主，并心电监测6小时。

（2）卧床期间可进行床上翻身活动，并进行肢体功能锻炼（图2-6）。

1）踝泵运动：最大限度地向上勾脚尖，让脚尖朝向自己，保持3~5秒，再最大限度向下绷脚尖，保持3~5秒，以上动作为一组。

2）踝关节环绕运动：以踝关节为中心做踝关节360°环绕。

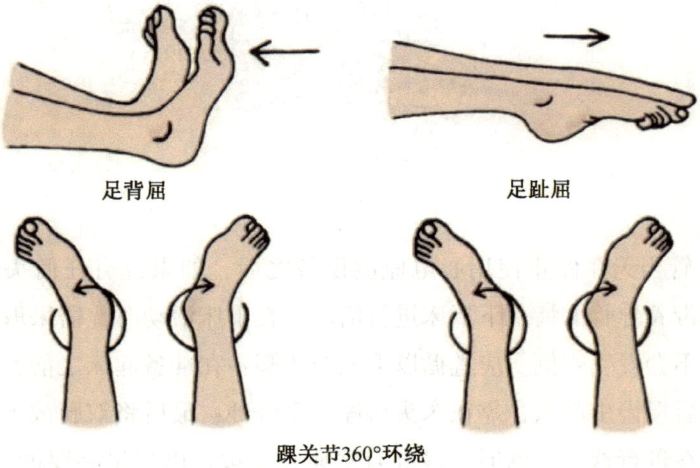

图2-6　踝泵运动（上）和踝关节环绕运动（下）

3）绷腿锻炼：仰卧，绷直双腿，膝关节尽量伸直，大腿前方的股四头肌收缩，踝关节尽量背伸，保持10秒。再放松休息10秒，以上动作为一组（图2-7）。

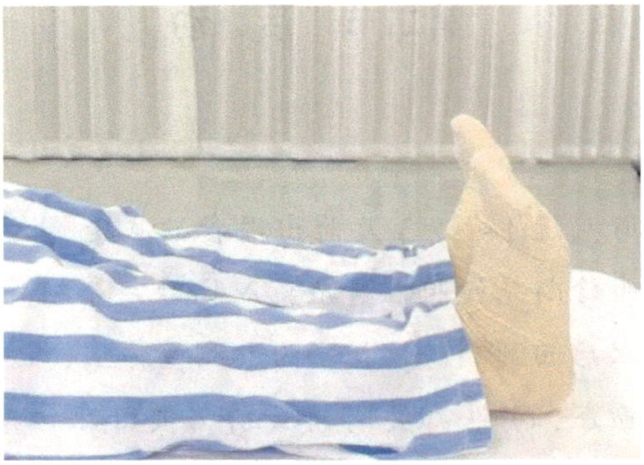

图 2-7　绷腿锻炼

4）抬腿锻炼：仰卧，伸直腿，抬高下肢至 20 cm 左右高度，维持 5 秒，缓慢支腿恢复，以上动作为一组（图 2-8）。每组动作每天 3~4 次，每次 20~30 组（运动频次可根据患者活动耐受能力适当调整）。

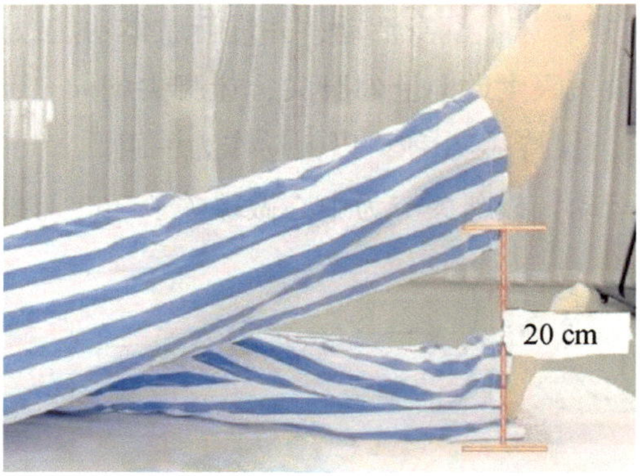

图 2-8　抬腿锻炼

（3）置管当天在停止使用心电监测设备之后，如果没有任何头晕或其他不适，可以在带着导管的情况下下床进行活动。在下床活动时，需采取一系列预防措施来确保不会发生跌倒。应遵循以下三个步骤：在准备起床之前，先在床上躺半分钟；然后慢慢坐起来，靠在床头再停留半分钟；最后将双腿放下床边，再静坐半分钟。在进行这些步骤时，最好有家属在旁边，以提供必要的支持和帮助。此外，建议下床时穿上防滑鞋，以减少滑倒的风险，并尽量靠近墙边行走，以便在需要时能够及时扶住墙。

2. 下床活动时怎么保护引流管和引流袋?

(1) 下床活动之前的准备:

1) 首先需要仔细检查引流管的固定情况，确保引流管被牢固地固定在适当的位置，以防在活动过程中引流管意外脱出或脱落。在固定时应留有一定的空间，以便能够自由活动。

2) 如果引流袋内的液体量较多，建议在下床活动之前先将引流袋内的液体倾倒干净。这样做可以减轻引流袋对引流管的重力牵拉，从而降低引流管脱出的风险。

3) 下床前对管路再次进行检查，确保管路没有扭曲或打折。细致的准备工作可以有效保障带管下床活动时的安全。

(2) 进行下床活动过程中的注意点:

1) 为了避免引流袋在活动过程中晃动或脱落，可以使用别针将引流袋固定在裤子上，这样可以保持引流袋的稳定。另外，也可以选择使用绑腿式引流袋固定在腿部，这样可以解放双手，且引流袋会更加贴合身体，减少活动时的干扰。

2) 为了防止引流液反流，确保引流袋的位置低于穿刺口至少 30 cm，这点非常重要。这样可以利用重力作用保持引流液顺畅地流出体外，避免反流进入体内引起感染或其他并发症。

3) 活动时要尽量避免进行一些可能导致膈肌大幅运动的动作，比如右臂高举、剧烈咳嗽，这些动作可能会导致引流管移位，发生脱管，从而影响引流效果，甚至可能需要重新置管。此外，尽量避免剧烈运动和提举重物等活动，因为这些活动可能会对引流管造成不必要的压力和拉扯，增加脱管的风险。

4) 要时刻注意观察周围的环境，确保引流管不会被外界的物品勾住或缠绕。如果引流管被勾住，可能会导致引流不畅，甚至可能对穿刺口造成牵扯，引起疼痛或脱管。在活动时要保持警觉，尽量避免经过狭窄或有障碍物的地方，确保引流管的安全。

剧 幕

吴阿姨已经置入 PTBD 管 3 天了，这几天她感触较深的是夜间睡觉都不太敢翻身，一直担心管路脱出，这对睡眠造成了严重影响。她想知道在引流管放置完并固定在腰部或上腹部之后，是否可以翻身？应该如何翻身才能确保引流管通畅且不会脱出？翻身的时候管子会不会被压扁？置入体内部分的管子会随着翻身而移动吗？

3. 引流管置入并固定在腰部、上腹部后，睡觉时能翻身吗？怎样翻身才能保证引流管通畅且不会脱出？

置入胆道外引流管不影响夜间睡觉的翻身动作，引流管的固定是为了确保其在体内位置的稳定，从而保证引流效果。适当的翻身可以促进身体的血液循环，有利于健康。如何正确翻身以避免引流管脱出，需注意以下几点。

（1）在翻身前，先将引流管整理好。翻身时，动作应当保持缓慢而轻柔，尽量避免进行拖拽或拉扯等剧烈动作，以免在翻身过程中对管路造成过度拉扯或挤压，从而确保管路的完整性和安全性，以防止导管脱落。尽量使引流管出口处于低位，这样做有助于引流液更好地流出体外。

（2）在翻身或改变体位的过程中，可以先从仰卧位开始，慢慢地向一侧翻身。尽量用手臂和腿部的力量来帮助翻身，而不是依赖于腰部和腹部的力量，以确保腹部的压力不会突然增加。

（3）翻到侧卧位后，可以使用枕头或其他柔软的物品来支撑背部和腰部，以保持身体的稳定，确保身体感到舒适。翻身完，需要再次仔细检查所有的管路，确保它们没有受到压迫或扭曲打折。管路的正常功能对于患者的康复至关重要，任何受压或扭曲打折的情况都可能导致管路功能受损，甚至完全失效。通过检查，可及时发现并解决问题，避免潜在的风险和并发症，确保安全和舒适。

虽然置入引流管对翻身造成了一定影响，但适当的翻身是必须的，只要注意以上几点，就可以在保证安全的同时，享受翻身带来的舒适和益处。

4. 翻身时引流管会被压扁吗？如果没有液体流出，是不是就不通了？

（1）胆道外引流管不仅具备良好的柔韧性，还具有强大的抗压性能。在设计引流管时，工程师们充分考虑了其在患者日常生活中的稳定性需求。为了确保引流管在使用过程中能够保持通畅，减少因患者活动或体位变化导致的压扁或移位风险，其结构经过精心设计。此外，通过正确的护理和维护，可以确保引流管的使用寿命和引流效果，从而最大限度地降低引流管被压扁及移位的风险。

（2）胆道外引流管没有液体流出可能由以下几个原因造成。

1）引流管堵塞：这种情况是由于引流管内部被感染的胆汁、脓性絮状物等物质堵塞，从而导致胆汁无法顺利流出。处理这种情况的方法包括挤捏引流管、使用生理盐水对引流管进行冲洗，以帮助恢复其通畅。

2）引流管位置不当或脱出：这通常是由于引流管未能被妥善固定，或者因为活动不当导致引流管脱落或偏移。这种情况下，需要确认引流管的具体位置，可以使用影像学检查手段，如 B 超或 CT 进行详细检查。一旦发现引流管位置不正确，就需要及时进行处理，必要时可能需要重新调整引流管的位置，或者更换新的引流管，以确保其能够正常发挥引流作用，避免病情加重。

3）胆汁分泌减少：这主要是因为术后胆汁的生成量可能会有所下降，从而导致通过引流管流出的胆汁量减少，甚至可能出现完全停止的情况。可以通过一些方法来促进胆汁的分泌和流动：首先，多喝水是一个非常有效的方法，因为充足的水分摄入可以帮助稀释胆汁，使其更容易流动。其次，增加运动量也是一个很好的选择，适当的运动可以促进身体的新陈代谢，从而有助于胆汁的分泌和流动。通过这些方法，可以有效地缓解胆汁分泌减少的问题，促进身体的恢复。

4）胆道恢复通畅：如果之前存在的一些胆道堵塞问题已经得到解决，那么胆汁就能够顺畅地通过胆道流入肠道中，不再需要通过引流管来辅助排出。因此，如果医生确认胆道已经完全通畅，不再有胆汁滞留或积聚的情况，那么原本用于引流的管道就可以安全地拔除，从而避免不必要的医疗干预和潜在的感染风险。

5）胆管再堵塞：胆管堵塞可能是由于胆道结石、胆管癌、胰头肿瘤或壶腹周围癌等情况造成，需要通过相应的治疗手段解除梗阻。

6）其他并发症：包括胆汁性腹膜炎、气胸、胆瘘和脓毒症等。这些情况通常需要由专业医疗人员进行详细评估和及时处理，以确保健康和安全。

5. 翻身时感觉很不舒服，置入体内部分的引流管会随着翻身而移动吗？

PTBD 管的基本构造包括一个柔性细长的导管，头部设计有符合人体胆道弯曲走向的结构，并配备有若干侧孔以引流胆汁。导管后端通常配备有一个可拆卸的鲁尔接头锁紧结构，用于外接胆汁收集袋。引流管分为体内部分和体外部分：体内部分的末端通常包括一个“猪尾”形状的弯曲，这种设计有助于固定引流管，防止其移位或脱落，这个弯曲部分可以看作是一种“挂钩”结构，它通过适度牵拉固定线使引流管头端弯曲成猪尾状，起到锚定引流管的作用。引流管的体外部分会通过皮肤缝合固定，并使用敷料和绷带进一步固定于腹部，以确保引流管的稳定性。这种固定的方法是外固定，它与内固定（猪尾状弯曲）共同确保引流管在体内的位置稳定。因此，日常翻身及活动是不会引起引流管脱管或发生移位的，请不要过于担心。

剧　幕

几位刚刚置入胆道外引流管的阿姨坐在一起交流着关于引流管置入后的各种心得。她们互相分享着自己在日常管路护理中遇到的问题及解决方法。在讨论到引流管的固定问题时，吴阿姨忽然发现，自己的引流管外露的长度似乎比其他几位阿姨的要短很多。这让她感到非常困惑，她找到医护人员咨询，为什么每个人的引流管置入长度不尽相同，尤其是她的引流管外露部分特别短？针对引流管因外露部分过短影响固定这个问题有无办法解决？

6. 引流管外露部分为什么特别短？活动时感觉不安全，有什么办法可以帮助固定？

（1）胆道外引流管置入的长度与多种因素有关，主要包括以下几方面。

1）胆道梗阻的程度：梗阻程度可以通过血清胆红素水平来判断，中、重度黄疸时可考虑进行胆道引流。胆道梗阻的程度决定了胆管内压力，从而影响医生对引流管置入深度的选择。

2）胆管的解剖结构：胆管的解剖结构变异较多，肿瘤累及胆道系统后，胆道的位置和形态常发生改变。术前充分的影像学检查与评估，有利于确定穿刺的部位及置管的深度。

3）穿刺点的选择：穿刺点的选择影响引流管的路径和置入深度。穿刺右叶肝内胆管时通常选择右季肋部，穿刺左叶肝内胆管时选择上腹部剑突下偏左或偏右侧区域作为体表穿刺点。

4）引流管的类型和尺寸：引流管的类型（外引流或内外引流）和尺寸也会影响置入的深度。

5）穿刺路径：穿刺路径需避开皮肤瘢痕、肋骨、肋间血管、肿瘤或者肝内大血管等结构，导致选择深度不尽相同。

6）梗阻部位：梗阻的部位决定了引流管需要放置的位置，从而影响引流管置入的深度。

以上因素共同决定了引流管置入的深度。

（2）对于外露部分较短的引流管，可采用与引流管接口相匹配的延长管，将延长管连接到引流管和引流袋之间。这样做的目的是确保引流系统的完整性和顺畅性。在连接好延长管之后，按照标准流程进行正常的固定操作，以确保引流管在使用过程中保持稳定，避免因移位或脱落导致引流不畅或其他潜在风险。

第四章 口服胆汁

剧幕

一场突如其来的疾病，打破了胡先生原本宁静的生活。作为家庭的顶梁柱，他不得不坚强地面对这场挑战。疾病不仅夺走了他往日的活力，严重的黄疸还迫使他接受了 PTBD 手术。手术虽然暂时缓解了黄疸的威胁，但 PTBD 管每日高达 1 000 mL 的引流量却成了他新的困扰。腹胀、乏力和食欲不振像三座大山，压得他喘不过气来。

医生在查房时，提出了一个看似不可思议的建议——口服胆汁。这个建议让胡先生及其家属都愣住了，他们难以想象，竟然要喝下那被视为排泄物的胆汁。胡先生的脸上写满了疑惑与抗拒，他喃喃自语："这怎么可能？那是我的身体排出的废物啊！"家属也纷纷表示担忧，他们害怕胆汁的不良味道会引发胡先生恶心和呕吐，使他的身体状况进一步恶化。

面对家属的疑虑，护士小姚耐心地解释道："胆汁中其实含有许多对身体有益的物质，比如促进食物消化的消化酶和维持身体平衡的电解质。大量流失胆汁，会导致营养物质的丢失和消化不良。而且，胆汁本身并没有你们想象的异味，它是帮助身体消化和吸收的重要液体。"

尽管护士小姚解释得详尽而清晰，但胡先生和家属心中的疑虑并未立即消散。他们需要时间，去接受这个看似不可思议的治疗方案。在护士小姚的反复劝说和耐心解释下，胡先生的心理防线逐渐松动了。他开始意识到，为了恢复健康，自己必须尝试一切可能的方法。

接下来，护士小姚又细致地指导胡先生的家属正确地收集和过滤胆汁。她强调，一定要确保胆汁的清洁和卫生，避免细菌感染。同时，为了改善胆汁的口感，护士小姚还建议在胆汁中加入适量的蜂蜜或橙汁。这个小小的建议，让胡先生和家属逐渐接受了这个方案。

在补液支持治疗和口服胆汁的双重作用下，胡先生的身体状况开始逐渐好转。数日后，他的腹胀明显缓解，体力也逐渐恢复。原本蜡黄的脸色也渐渐恢复了血色。每一次复查，黄疸指数都在稳步下降，直至降至正常范围。

经历了这场疾病的“洗礼”，胡先生更加珍惜自己的生命和健康。他积极配合医生治疗，接受了外科切除手术并且坚持进行后续的调养和康复。在家人和医护人员的共同努力下，他终于战胜了病魔，重新找回了往日的笑容和活力。

这段经历让胡先生感受深刻。“让我喝胆汁这一治疗方案要不是有你们反复科普和协助，无论如何我都接受不了！”他感慨万分地说：“你们细致科学地解释转变了我的理念，家人和你们的爱与关怀，给了我勇气和力量，帮助我战胜了病魔。”

1. 由于引流液量多，医生建议口服胆汁，什么样的胆汁可以口服？

首先，在口服胆汁之前，医护人员需对胆汁进行仔细观察。胆汁应呈现黄褐色，质地清澈透明，无任何杂质或污染迹象。其次，需要对胆汁进行细菌培养，确认其中未检测到有害细菌。最后，需确认脱落细胞学检查的结果，确保其中未发现肿瘤细胞的踪迹。只有当以上条件均满足时，胆汁才可被安全地用于口服。

2. 如何从引流袋里收集胆汁？

收集胆汁的过程需要细致谨慎，首先务必仔细确认引流出的胆汁是否清澈无杂质。随后，对 PTBD 所使用的引流袋下端的引流口进行严格的消毒处理，以确保无菌状态。完成消毒后，再仔细地将胆汁通过过滤装置过滤到事先准备好的洁净容器内，以供后续使用。

3. 什么时候开始收集胆汁？白天还是晚上？

收集胆汁的工作可从早上起床开始。早起先将夜间分泌的胆汁倒掉弃去，收集 6 小时内的新鲜胆汁，以确保胆汁的新鲜度。每日需进行 3 次收集，每隔 2~3 小时精准地收集一次。收集胆汁无须熬夜，利用白天的时间完成这项任务。

4. 胆汁收集后可以直接喝吗？

胆汁收集后并不能直接饮用，因为其中可能含有杂质和一些有害物质，这些成分如果不经过处理，可能会对人体健康造成不良影响。所以，为了确保安全，胆汁应该经过精细的过滤，去除不必要的杂质和潜在的风险因素后，再食用。这样才能保证胆汁的纯净与安全性。

5. 胆汁怎么过滤？过滤的器材要怎么获取？

胆汁被倒入干净的容器后，为了确保其纯净无杂质，必须经过特别的处理。这一过程包括使用双层无菌纱布对胆汁进行细致过滤，而且这样的过滤操作需要重复两次，以达到最佳的净化效果。干净的纱布可以通过信赖的医护人员获取，或者通过正规的药房等医疗专业途径选购。这些途径获取的纱布能保障安全和卫生标准。

6. 过滤后的胆汁能存放多久？是常温存放还是冷藏？

一般建议在胆汁采集后 6 小时以内进行处理，以确保其成分的稳定性和分析的准确性。若胆汁样本存放时间超过 12 小时，可能会导致胆酸浓度显著下降，进而影响检测结果的可靠性。同时，存放时间延长还会使细菌阳性率增高，干扰对病情的判断。如需存放，需记录胆汁收集的时间，收集时间至服用时间之间的时长不宜超过 6 小时。存放时，应注意存放于无菌密闭容器内，并注意避光，建议 2~8 ℃冷藏。

7. 什么时候口服胆汁？三餐后还是两餐之间？

口服胆汁作为缓解患者消化道症状的一种治疗方法，通常建议在餐后半小时进行口服，以确保能够充分发挥作用。在服用胆汁后，医护人员会密切观察服用者的反应，特别注意有无恶心、呕吐、腹痛、腹胀等不适症状的出现，以便及时调整治疗方案，确保安全和舒适。

8. 冬天口服胆汁能不能加热?

一般来说，过滤后的胆汁应当尽快服用，以保证其新鲜度和有效性。冬天天气转冷，有人或许会考虑将胆汁加热后再服用，但这里需要特别提醒，加热胆汁可能会影响其效果，因胆汁内含有多种对人体有益的消化酶，这些消化酶在高温下易失活，因此不可过度加热。在寒冷的冬季，如果需要将胆汁温度适当提升，可加热至38~40 ℃再服用，建议用同等温度的热水复温，避免微波或高温破坏成分，这样既能保证胆汁中消化酶的活性，又能避免因为胆汁温度过低或过高导致患者出现腹泻等不适症状。

9. 胆汁太苦了，能不能加蜂蜜、果汁调节口感?

为了减少服用胆汁时的不适反应，并有效改善胆汁的口感，使其更加易于接受，可以对胆汁进行适当的调味处理。患者可以根据自己的口味喜好，在胆汁中适当添加一些调味品，比如：清新的柠檬汁、橙汁等，它们既能增添风味，又能帮助消化；还有甘甜的蜂蜜和白糖，它们可以中和胆汁的苦涩；另外，添加适量的温水也是不错的选择，可以冲淡苦味并改善胆汁温度。

10. 喝完胆汁后，要不要清洁口腔?

喝完胆汁后，为缓解口腔内的不适与异味，可以先用温水轻轻漱口或刷牙，以达到初步的清洁效果。若异味仍较为明显，可根据实际需要，适量含漱专用的漱口液或是使用口腔清洁剂等产品，它们能有效中和并去除口腔内的异味，恢复口腔的清新与舒适。

11. 胆汁喝了就想吐，能不能不喝?

口服胆汁后，若出现胃部不适、腹痛或腹泻等不良反应，应立即暂停治疗，并及时使用胃黏膜保护剂以缓解不适。在此过程中，务必密切关注病情变化。一旦发生胃肠道不良反应，需要医务人员协助，针对病因采取有效措施，以确保安全。

12. 每天要喝多少胆汁？

一般从较小的剂量（30~50 mL）开始尝试口服胆汁，通过少量多次的方式，循序渐进地增加每次服用的胆汁量，让身体有足够的时间逐步适应这一过程。同时，要密切留意身体的反应，在确认可以耐受的前提下，再将口服胆汁的频率调整至每日 3 次，并且每次的服用量也适当增加到 100~200 mL。

第三篇

出院准备阶段

第一章 自我管理知识准备

第一节 引流相关知识

剧 幕

看到母亲因为手术，身上不得不带着一根被称为T管的引流管，女儿小许的心情瞬间变得异常沉重。小许无法想象，母亲不仅要忍受手术带来的肉体上的痛苦，还要承受身上带着这样一根管子所带来的心理压力和生活上的诸多不便。每次看到母亲因为轻微的动作而小心翼翼、生怕碰到引流管的样子，小许就很心疼。每一天，小许都小心翼翼地照顾着母亲，生怕有任何疏忽。时间一天天过去，小许母亲的身体状况也在逐渐恢复。可喜的是，医生告诉小许，她的母亲明天就可以出院啦！

医生说，这根引流管需要跟随她的母亲回家，并陪伴她整整1个月的时间。这意味着，作为家属，小许必须在这段时间里承担起在家护理的重任。护士小唐耐心地讲解了这根管子的重要性，以及回家后的各种注意事项和护理方法。在住院期间小许已经掌握了如何观察胆汁的量，但如何判断胆汁的异常情况她理解得不深。她深知，这根管子关乎母亲的健康与恢复，因此听得格外认真。

为了确保小许能够正确地护理T管，护士小唐还给了她一张详细的携管日记登记表，指导她每天记录T管引流的量及颜色，以便随时观察引流情况，及时发现异常。

1. 胆汁呈黄褐色是正常的，那胆汁异常的情况是什么样的？

正常胆道引流管内胆汁的颜色是金黄色、深棕色或者墨绿色的。胆汁颜色和性状异常可以由多种原因引起。

（1）白色胆汁：通常意味着胆囊颈管或肝胆管内长期梗阻，导致胆汁中的胆色素及胆盐被吸收，进而由胆囊黏膜、胆管黏膜所分泌的白胆汁所代替，这种白胆汁通常在手术后的几小时内即会被引流出来。

（2）脓性胆汁伴泥沙样混浊：通常表明胆道内存在严重的炎症感染，或者存在泥沙样残余结石。

（3）草绿色胆汁：这是由于胆汁中的胆红素在细菌的作用下发生了变化，或者是因为胆汁在胃酸的作用下发生了氧化反应。这种颜色的胆汁通常表明胆道系统中可能存在某些异常情况。

（4）红色胆汁：可能是由于胆道内有出血情况。这种情况下，患者需要立即就医，以防止出血导致的严重后果。

（5）胆汁颜色变浅：可能是由于胆汁瘀滞导致胆汁流动受阻，从而妨碍了胆红素从体内向外排泄。

（6）胆汁颜色深且黏稠：可能是由于胆汁过度浓缩或存在某些病理状况。这种情况需要医生进行详细的检查和诊断，以确定具体的原因并采取相应的治疗措施。

（7）胆汁浓黑色或者浓墨绿色：如果患者出现胆道梗阻，胆汁排泄不畅，则会进一步浓缩，这时胆汁颜色就可能变成浓黑色或者浓墨绿色。

2. 护士建议每日记录并汇总胆汁情况，有没有记录模板？每日除了记录胆汁量外，还需要记录些什么内容？

每日记录并汇总胆汁情况是一个很好的健康管理习惯。关于记录模板，可以使用如下的表格来记录（表 3-1）。

表 3-1　胆汁记录表

日期	胆汁量/mL	颜色	日期	胆汁量/mL	颜色	日期	胆汁量/mL	颜色
01-01	500	黄褐色						

在记录时，除了胆汁量外，还需特别注意胆汁的颜色、性状，以及是否有异常情况。颜色可以帮助了解胆汁是否正常，如呈现红色可能表示胆汁中含有血液；性状则可以反映胆汁的稠度、是否含有杂质等；而异常情况则可能包括胆汁中含有血液、脓液等，这些都是需要特别注意的。

记录时请务必准确填写每项内容，这样可以帮助更好地了解健康状况，也便于医生在后续的诊断和治疗中作出更准确的判断。

3. 护理记录要持续到拔管吗？

T 管携管患者在康复过程中，如果未出现腹痛、腹胀等不适症状，那么其护理记录可以简化到全天夹管阶段即可，无须过于频繁地记录其他细节。

而对于 PTBD 携管患者，护理记录则需更为细致。在无特殊情况的前提下，需要持续记录引流液的情况，以便医生及时了解患者状况。但如果医生特别嘱咐需要持续夹管，则在此期间就无须再记录引流的相关内容。

4. 引流量忽多忽少的情况会出现吗？

胆道外引流术后，正常的胆汁引流量通常在每天 300～800 mL，但这个数值会因个体差异和具体病情而有所不同。如果胆汁引流量过多或过少，都可能提示存在某些问题。

（1）引流量过多：如果胆汁引流量超过 1 000 mL/d，可能提示存在胆汁过度分泌的情况。这可能是由于肝功能差，肝脏胆汁浓缩功能受到影响，导致胆汁分泌异常增多。在这种情况下，患者可能需要补充水分和钾、钠、氯等电解质来纠正水、电解质紊乱。

（2）引流量过少：如果胆汁引流量过少，可能提示胆道外引流管梗阻、引流不畅，或者是肝脏功能衰竭导致胆汁产生减少。例如，如果 24 小时内胆汁引流量少于 100 mL 或引流量比平时突然减少，可能是因为堵管了，需要去医院复诊。

（3）其他异常情况：如果胆汁气味发生改变，如有恶臭味，可能是感染或其他并发症的迹象，需要及时就医。

因此，监测胆道外引流术后的引流量对于评估患者的病情和治疗效果非常重要。

5. 引流管中一两天没有胆汁流出，或是引流量少算堵管吗？该怎么辨别？

在临床上，引流管堵塞的情况可以通过一系列具体的症状和体征来识别。

（1）引流液异常改变：引流量突然显著减少，甚至出现完全没有胆汁流出的现象；引流液的性状变得黏稠，并且含有絮状物或沉渣，显得混浊不清，这些是最直接的警示信号之一。

（2）发热伴随腹痛：携管期间出现发热的症状，并伴随腹痛等不适，且这种腹痛有可能表现为持续性或间歇性。

（3）巩膜皮肤黄染加重：黄疸症状持续加重，表现为巩膜和皮肤的黄染变得更加明显，这种黄染不仅出现在眼部的巩膜，全身的皮肤也会呈现出一种病态的黄色。

（4）大小便的改变：大便颜色可能会变成陶土色，这是因为胆汁无法正常进入肠道，导致粪便因缺乏胆汁中的色素，颜色变得异常。尿液会因胆红素增多变得深黄，尿液可能会变得像浓茶一样呈深黄色，甚至接近棕褐色。

（5）穿刺口渗液：这种渗液可能是由于引流管堵塞导致的液体积聚和压力增高，从而从穿刺口渗出。

以上症状和体征提示引流管很可能出现了堵管，需要尽早就诊。

6. 如果引流液减少或不通畅，该怎么做？如何进行挤压？

（1）当引流液减少或发现引流不通畅时，先检查管路是否扭曲、折叠或脱出，然后尝试挤压引流管。

（2）挤压引流管的方法：挤压引流管前，先确保自己处于舒适的姿势，牢固固定引流管，可以使用胶布或专门的固定装置先固定引流管，防止其在挤压过程中移动或脱出。然后使用双手衔接挤压法挤压引流管：两手前后相接，靠近腹壁的手用力捏住引流管，使其闭塞并固定，另一只手的食指、中指及大拇指用力向远端滑行 15~20 cm，挤出引流管里的液体和气体，使引流管内呈负压，先松上侧手，再松下侧手。挤压应沿着伤口近端向远端进行。在挤压引流管后，观察引流液的颜色、性质和量，并准确记录引流量。避免用力过猛，以免因牵扯伤口引起疼痛或损伤引流管。

7. 携管的日常生活中出现哪些情况需要立即去医院处理？

若患者出现以下任意一种情况，均应立即前往医院接受专业治疗，以确保病情得到及时、有效地处理。

（1）导管相关并发症：导管滑脱，即导管意外从体内脱落，这可能导致治疗中断；导管引流不畅，表现为引流速度减慢或停止，这会影响治疗效果；导管移位，即体内导管位置脱离治疗目标区域，这会导致引流减少、黄染加重等。一旦出现这些情况，必须立即就医，以确保导管能够正常发挥作用。

（2）置管局部皮肤并发症：皮肤可能会发生刺激性皮炎，表现为皮肤红肿、疼痛、瘙痒等，大多数为胆汁外渗导致；过敏性皮炎，大多因导管材料或消毒剂引发的皮肤过敏反应引起；伤口感染，表现为伤口红肿、流脓、局部水疱等。这些皮肤问题不仅影响患者的生活质量，还可能引发更严重的感染。因此，一旦出现皮肤异常，应立即就医，接受专业治疗。

（3）引流液异常：异常的引流液可能预示着胆道感染、胆道出血、胆汁性腹膜炎等严重的并发症发生。正常胆汁的颜色应为清亮的金黄、棕黄、黄褐或墨绿色，若变为浅黄色混浊脓性液，则提示胆道可能已发生感染；若变为暗红或鲜红色，则可能意味着胆道内有出血。此外，胆汁过少可能是 T 管脱出、扭曲阻塞或肝功能衰竭所导致；胆汁过多则可能因胆总管下端不通畅所致；胆汁颜色过淡且稀薄，可能反映肝功能不佳；胆汁混浊表明胆道内有结石残留或感染未受到控制；胆汁内有泥沙样沉淀，则说明胆道内有泥沙样结石。这些情况都需要专业医生进行诊断和治疗（图 3-1）。

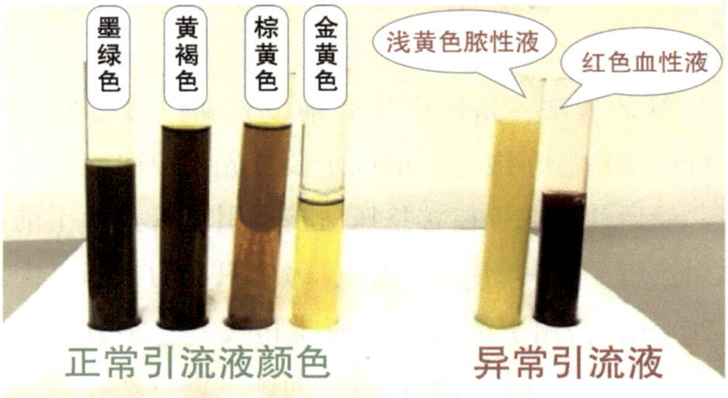

图 3-1　引流液对比图

（4）突然出现腹痛、发热、黄疸等症状：这些症状可能是胆道梗阻、感染或其他严重并发症的表现。及时就医可以确保病情得到有效处理，避免病情恶化引发更严重的后果（图 3-2）。

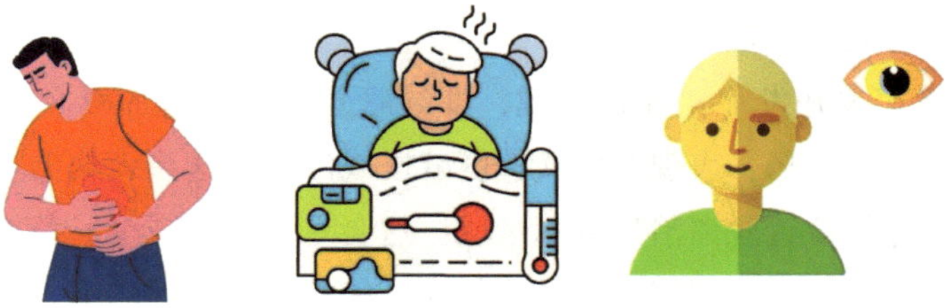

图 3-2　腹痛、发热、黄疸

第二节 伤口管理

剧幕

汪阿姨置入胆道外引流管1周后，引流液由刚开始的草绿色混浊样逐渐转为现在的黄褐色清亮状。医生查房后告知汪阿姨，明天就可以办理出院，汪阿姨开心极了。医生小庄和护士小郭一起来到汪阿姨床边，给汪阿姨的伤口换药并做出院的健康指导。汪阿姨在住院过程中伤口曾出现过问题，有一天还有白色的分泌物，虽然当时医生换过药，也安慰过她了，可她还是有疑问。这不，明天就要出院了，她也想了解自己出院后如何观察和管理自己的伤口。

1. 管路穿刺点处为什么会发红、瘙痒？该怎么办？

胆道外引流管穿刺部位出现发红和瘙痒的症状，常见的原因有以下几种。

（1）局部感染：穿刺部位发生感染，可导致皮肤发红和瘙痒。在这种情况下，应保持穿刺部位的清洁，按时更换敷料，处理后无好转需就医复诊。

（2）皮肤过敏反应：有一部分患者会对引流管材料或固定胶带产生过敏反应，导致皮肤发红和瘙痒。为了避免这种情况，可使用低敏材质的导管固定装置和胶带，并且可以在穿刺部位涂抹专用的皮肤保护剂（如液体敷料）。

（3）胆汁渗漏：胆汁从穿刺口渗出，刺激皮肤引起发红和瘙痒。为了缓解这种情况，应及时更换敷料，并可以在穿刺口及周围皮肤上涂抹氧化锌软膏或喷涂液体敷料以保护皮肤，或者使用银离子凝胶进行抑菌处理。

（4）医用黏胶相关性皮肤损伤：与导管固定装置或胶带接触的皮肤可能出现红斑、水疱、糜烂或撕脱伤等，这些损伤同样会伴有瘙痒、疼痛等症状。为了避免这种情况，应选用低敏材质的导管固定装置和胶带，并且要无张力粘贴，同时避免消毒液刺激到破损的皮肤。

如果穿刺部位的皮肤出现严重红肿、热痛或有脓性分泌物，应到换药门诊或专科门诊处理。

2. 引流穿刺处为什么会有白色分泌物流出来？应该怎么处理？

胆道引流穿刺处有白色分泌物流出的原因主要有以下几点。

（1）局部感染：穿刺处可能发生了局部感染，导致白色脓性分泌物出现。这时通常伴随红肿、疼痛等症状。

（2）胆汁渗漏：胆汁从穿刺口渗出时，如果胆汁中含有较多的胆盐和胆固醇，可能会在穿刺口周围形成白色沉淀物。

（3）皮肤反应：如果皮肤对引流管材料或固定胶带过敏，会引起皮肤反应，表现为局部皮肤发红、瘙痒，以及白色分泌物的流出。

处理这些情况的方法通常包括以下几种。

（1）确保敷料清洁和干燥，定期更换敷料和引流袋。

（2）确保引流管固定松紧适宜，避免过度牵拉或压迫，减少局部皮肤摩擦和压迫，从而降低皮肤损伤的风险。

（3）严重时可选择使用抗过敏药物或局部应用皮质类固醇药膏来缓解症状。避免搔抓穿刺处，瘙痒严重时可轻轻地拍打局部皮肤缓解症状。

3. 穿刺处敷料需要多久更换？

胆道外引流管穿刺处的敷料更换周期应根据患者的具体情况和引流管的类型来确定，以下是一些基本的指导原则。

（1）敷料持续干燥且穿刺部位没有出现任何感染的迹象，如红肿、疼痛、瘙痒或异常分泌物，可以每隔 4~7 天更换一次敷料。

（2）穿刺部位出现了渗液或分泌物，潮湿范围大于敷料面积的二分之一时，需要及时更换敷料。

（3）敷料出现松动或脱落时，应立即进行更换，以避免引流管意外脱出。

（4）出现红肿、疼痛、发热或有异常分泌物等感染迹象时，应立即更换敷料，并及时就医。

4. 夏天出汗多，换药频次是否要增加？冬天天冷，换药频次可不可以减少？

在炎热的夏季，高温天气常常伴随着大量出汗。在这种情况下，身体的汗液分泌增多可能会增加感染的风险。因此，在这种环境下，保持引流管穿刺处清洁和干燥显得尤为重要。通常情况下，换药的频次需要根据敷料的状况以及穿刺处的具体情况来决定。如果穿刺处的皮肤状况良好，没有出现任何异常，那么按照常规的换药频次即 4~7 天进行即可，无须过度频繁地更换敷料。如果出汗特别多导致敷料变得潮湿、卷边，甚至脱落，这时就需要及时更换敷料。在每天出汗很多的情况下，为了确保穿刺处的清洁和干燥，可适当增加换药的频次，调整为每日或隔日更换一次。

冬季在医护人员的专业指导下，可选择使用换药间隔时间较长的敷料，如透明敷料。这是因为冬天的气温较低，频繁换药可能会使患者感到不适，选用换药间隔时间较长的敷料可以减少换药频次。但如果患者自行减少换药频次，可能会导致一些不良后果，如伤口感染、穿刺部位及其周围皮肤受损，甚至可能导致引流管移位或脱出。因此，换药间隔时间一定要遵循医护人员的建议，确保引流管穿刺部位的清洁，避免并发症发生。

5. 可以自己在家换药吗?

穿刺处换药是无菌操作，需要专业的医护人员按无菌操作的原则在清洁的环境下进行。一般不建议自行在家换药，如果去指定医疗机构换药确实有困难，需要居家自行换药，需确保换药环境的清洁，以及选用的材料和工具都符合无菌原则要求，并按照以下步骤换药。

（1）评估导管与皮肤：去除旧敷料，评估导管有无老化或破损、有无移位。查看穿刺口及周围皮肤有无损伤或感染。

（2）消毒：先洗手佩戴无菌手套后，使用75%乙醇擦拭穿刺口周围皮肤2遍，清除皮脂及胶布痕迹，再用络合碘消毒穿刺口及其周围皮肤和导管外露部分至少10 cm长度范围，各2遍，待干。注意由内向外，顺时针、逆时针交替擦拭。

（3）固定导管：将距穿刺口约1 cm处的导管置入导管固定装置（如思乐扣）卡槽中，将导管顺着出口方向粘贴固定于皮肤上。

（4）覆盖敷料：使用无菌敷料（如纱布、棉垫、敷贴或透明敷料）完全覆盖穿刺口及导管固定装置，并用低敏胶带进行固定。

（5）标识：在胶带、引流袋上标注换药、引流装置更换的日期。

换药过程中需注意：操作中勿向外牵拉管路。避免乙醇接触导管，以防加速导管变性老化。若导管随呼吸进出体表，宜在导管进入体内较深状态时固定。胶带固定应采用无张力粘贴和高举平台法（详见本篇第二章），且避免粘贴在之前同一位置。

6. 如对胶布过敏，引流管周围皮肤很痒，怎么办?

（1）材料选择：如对固定引流管的胶布过敏，可选择低敏材质的导管固定装置和胶带。

（2）使用方法：

1）应采用无张力粘贴的方法粘贴胶带。在粘贴胶带之前，如果条件允许，可以先涂抹一些专用的皮肤保护剂，如喷涂液体敷料，这样可以有效减少皮肤与胶布的直接接触，从而降低发生过敏反应的可能性。

2）在去除黏性敷料和胶带时，应尽量使敷料与皮肤呈0°或180°的方向，动作要缓慢而轻柔，避免强行撕扯，以免对皮肤造成不必要的损伤。如果揭除过程遇到困难，可以使用0.9%的氯化钠溶液或75%的乙醇进行湿润辅助，这样可以有效减少对皮肤的损伤。

3）尽量避免在之前粘贴胶带的同一位置重复粘贴，同时增加更换频率，以减少皮肤过敏的风险。

（3）皮肤过敏的应对处置：对于已经受损的皮肤，应避免使用消毒液进行刺激，改用0.9%的氯化钠溶液进行清洁。在进行导管固定之前，可以先使用水胶体敷料对局部皮肤进行保护，以促进皮肤修复。如果瘙痒症状严重，可以在医生的指导下使用抗过敏药物或局部应用皮质类固醇药膏进行处理。剪短指甲，尽量避免抓挠过敏部位。如果皮肤局部症状持续不缓解，或者出现感染的迹象，应及时就医，以便得到适当的治疗。

7. 为什么引流管周围的胶布会引起皮肤水疱，要怎么处理?

（1）水疱形成的原因：

1）皮肤对胶布材料的过敏反应：某些个体可能对胶布中的某些化学成分或材料有过敏反应，导致皮肤出现水疱。

2）局部潮湿：如果胶布下的区域长时间保持潮湿，会增加皮肤受损和水疱形成的风险。

3）频繁地摩擦或受压：胶布或引流管可对皮肤产生摩擦或压力，导致皮肤受损，形成水疱。

4）粘贴和揭除方法不当：如果粘贴胶布时张力过大，或者揭除胶布时方法不当，可能会导致皮肤损伤和水疱形成。

5）皮肤感染：皮肤感染也可导致水疱的形成，尤其是在穿刺口周围。

（2）应对处理：

1）首先评估水疱的大小和位置，清洁水疱周围的皮肤，避免使用刺激性强的化学物质 。

2）对于小而未破裂且不影响日常生活的水疱，可以选择不刺破，让其自行吸收，其间可遵医嘱涂抹适量的抗菌药膏，以促进水疱消退和预防感染 。保持局部清洁干燥，避免摩擦和挤压，可以使用无菌纱布或透气创可贴轻轻覆盖，以保护水疱不受外界污染 。如果水疱伴有疼痛或灼热感，可使用干净的冷毛巾或冰袋进行冷敷，每次持续 15~20 分钟，有助于减轻炎症和不适感。

3）对于较大或影响日常活动的水疱，可在专业人士的指导下，使用无菌针头进行穿刺引流。操作前需彻底对周围皮肤进行消毒，穿刺后轻轻挤压水疱，排出液体，局部涂抹抗菌药物。受损皮肤应避免消毒液刺激，改用 0.9% 氯化钠溶液清洁，局部用水胶体敷料保护后再进行导管固定 。

4）密切观察局部皮肤及水疱的变化，如出现红肿、疼痛加重、流脓等感染迹象，应及时就医。

第三节　药物管理

剧　幕

魏先生得知妻子梁女士在胆管结石的困扰下，独自承受了从挂号、就诊到手术的种种不易。她不仅要面对身体上的疼痛，还要独自应对医院烦琐的流程，这让魏先生既心疼又敬佩。康复出院之际，医生为梁女士开具了熊去氧胆酸胶囊口服，这对她而言是个新挑战。梁女士已年近六旬且老花眼严重，对药物的使用充满了困惑与不安，尽管医生和护士耐心讲解，但那些专业术语对她来说仍如天书一般。

魏先生内心充满了自责，他深知在妻子最需要陪伴的时刻，自己却因工作未能守护在侧。于是，他下定决心，将工作暂时停止，用实际行动弥补这份缺失的陪伴。他上网查阅了大量关于熊去氧胆酸胶囊的资料，甚至直接咨询了肝胆外科的专家，确保妻子能够正确、安全地服用这种药物。在魏先生的精心照料下，梁女士严格按照医嘱服用熊去氧胆酸胶囊。1 个月后，当复查结果显示她的身体已恢复健康时，两人都露出了笑容。

这次经历，不仅让梁女士战胜了疾病，也让魏先生深刻体会到相互陪伴的重要性。他开始更加珍惜与妻子共度的每一刻，学会了在忙碌的工作与家庭生活之间找到平衡。

1. 胆道结石手术后口服熊去氧胆酸的作用是什么？

在进行胆道结石手术后，熊去氧胆酸可以帮助患者恢复胆汁的正常功能，具体作用如下。

（1）利胆作用：熊去氧胆酸能够增加胆汁酸的分泌，改善胆汁成分，降低胆汁中的胆固醇及胆固醇酯，增加胆汁中胆酸的含量，从而起到利胆的效果。

（2）防治胆结石：通过改变胆汁中胆固醇与胆汁酸的摩尔比例，熊去氧胆酸可以使胆固醇在胆汁中的溶解度增加，逐渐溶解结石中的胆固醇成分，从而预防和治疗胆固醇型胆结石。

（3）保护肝脏：熊去氧胆酸能够减少肝脏脂肪，增加肝脏过氧化氢酶的活性，提高肝脏抗毒、解毒能力，改善肝脏功能，促进肝脏细胞修复，从而起到保护肝脏的作用。

（4）促进胆汁排泄：熊去氧胆酸可以刺激胆囊收缩和胆汁分泌，促进胆汁排泄，从而减少胆固醇的吸收和循环。

（5）促进消化吸收：熊去氧胆酸能够增加胆汁酸的含量，有助于脂肪和脂溶性维生素的消化和吸收，从而改善消化功能。

（6）治疗特定疾病：熊去氧胆酸还用于治疗胆囊胆固醇结石、胆汁淤积性肝病（如原发性胆汁性肝硬化）、胆汁反流性胃炎等疾病。它通过抑制胆固醇在肠道内的重吸收，降低胆固醇向胆汁中的分泌，来降低胆汁中胆固醇的饱和度，使胆固醇从结石表面逐渐溶解，从而达到治疗目的。

2. 什么时候开始服用熊去氧胆酸？一天服用几次，每次几粒？

熊去氧胆酸的服用时间、频次和剂量主要取决于患者的具体病情、体重及医生的建议。以下是该药的用药指导原则。

（1）服药时机：在胆道结石术后并恢复进食后，即可开始服用熊去氧胆酸，服用量为 10 mg/（kg · d）。

（2）服用频次和剂量：治疗胆囊胆固醇结石和胆汁淤积性肝病时，熊去氧胆酸的剂量一般按体重计算，每日剂量为 10 mg/kg。例如，体重 60 kg 的患者用于治疗胆结石，每晚可能需服用 2 粒（假设每粒含熊去氧胆酸 250 mg）；体重 80 kg 的患者用于治疗胆结石，每晚可能需服用 3 粒；以此类推。

3. 口服熊去氧胆酸有什么禁忌证吗？

当存在以下特定健康状况时，应严格禁止服用熊去氧胆酸，以确保安全与健康。

（1）对于正经历急性胆囊炎或胆管炎的患者，由于病情紧急且复杂，熊去氧胆酸可能加剧炎症，故不宜使用。

（2）胆道阻塞，包括胆总管和胆囊管的阻塞，会阻碍胆汁的正常流动，此时服用熊去氧胆酸可能加重阻塞情况，因此需严禁使用。

（3）若是经常出现胆绞痛，且经检查发现为射线无法穿透的胆结石钙化，这表明结石情况较为严重，熊去氧胆酸可能无法有效治疗，甚至带来风险，故需禁用。

（4）胆囊功能受损，其胆汁储存和排泄能力已受影响，熊去氧胆酸的使用可能会进一步损害其功能，因此应避免使用。

（5）当胆囊在 X 射线检查中无法清晰显示时，这往往意味着胆囊形态或功能异常，此时使用熊去氧胆酸可能无法达到预期效果，甚至产生不良后果，故需禁用。

（6）对胆汁酸或熊去氧胆酸任一成分存在过敏反应的患者，其身体会对药物产生反应，严重者可能危及生命，因此绝对禁止服用。

剧　幕

梁女士在办理出院手续时，医生特地为她开具了三盒熊去氧胆酸胶囊作为出院带药，用以巩固治疗效果。然而，令梁女士感到有些意外的是，复查的日子还未到，这三盒药却即将要吃完了。这下梁女士心里犯了嘀咕："药吃完以后，在还没到复查日期的情况下，是应该继续自行购药服用，还是先停药等待复查时再咨询医生呢？"梁女士又一次陷入了纠结。

4. 手术后熊去氧胆酸需要服用多久？如药全部用完还没到复诊时间，要继续服用吗？

（1）对于胆总管结石术后的患者，推荐口服熊去氧胆酸 1 个月。但这并不是固定的，需要根据患者的具体情况及医生的建议，再决定是否继续口服。

（2）对于肝胆管结石术后的患者情况稍有不同，建议术后口服熊去氧胆酸 6 个月，以防止结石再次形成。但同样，这段时间后也需要根据复查结果和医生的建议来决定是否继续服药。

（3）若在治疗期间药物已服完，但复诊时间尚未到来，建议先在网上就诊，咨询医生意见，不可自行停药，以保证治疗的连续性和有效性。

剧 幕

梁女士在服用熊去氧胆酸的初期阶段，出现了一些轻微的腹泻症状。面对这种用药后的反应，魏先生和梁女士的心中都不免增添了些许担忧，他们揣测着这究竟是药物本身可能带来的副作用，还是梁女士的身体尚未完全恢复所致。为了解开心中的疑惑，魏先生特地上网查阅相关资料，并且还很认真地向专业医生咨询了这一系列问题。经过一番细致地了解之后，他们得知这其实只是正常的药物反应，根本无须过分担心。

得知这一消息后，梁女士的心情也放松了许多。她开始更加积极地配合治疗，虽然腹泻依旧时有时无，但她已经能够坦然面对，不再像之前那样焦虑不安。

5. 口服熊去氧胆酸会不会有药物不良反应？要怎么处理？

在服用熊去氧胆酸的过程中，常见的不良反应主要集中在胃肠道系统，具体表现为：可能会出现频繁的腹泻情况，大便质地可能较为稀薄，有时伴有腹部不适或隐痛。偶尔也会出现便秘现象，这可能与个人体质差异或用药期间饮食习惯的改变有关。此外，部分敏感患者还可能感受到胃部的刺痛或灼痛感，尤其是在空腹或服药后立即进食时更为明显。大多数情况下这些反应是轻微且可逆的。在用药过程中，应密切关注自身身体状况，如有任何不适，应及时咨询医生并遵循医嘱调整用药方案。

剧 幕

姚爷爷，78 岁，平时身体一直很健康，也没觉得有什么病痛。这个冬天，姚爷爷觉得胃口不好，吃了东西以后好像消化不良，而且还有腹胀的感觉。前两天洗澡时发现自己皮肤有些发黄，还有些痒，总想去抓挠。家人带姚爷爷去医院检查，经 B 超检查发现姚爷爷有中等量的腹水，又做了腹部增强 CT 等，不幸查出肝门部胆管占位。医生结合姚爷爷的病情，给其行 PTBD，同步放置了胆道支架，并行腹部穿刺引流腹水，同时予口服利尿剂。经过一段时间的系统治疗与精心护理，姚爷爷的身体状况恢复得颇为迅速，原有症状已明显减轻，引流腹水的管道也拔除了，姚爷爷的胃口也比住院之前恢复了好多，可以出院回家休养了。医生在出院前细致叮嘱，建议姚爷爷回家后仍需坚持口服利尿剂，并开立了保肝药物口服，以巩固疗效。医生开立的出院带药包括：利尿剂两种，一是呋塞米片，每次 20 mg，二是螺内酯片，每次 40 mg，均需每日 1 次（QD）口服；保肝药一种，为甘草酸二铵肠溶胶囊，每次 100 mg，需每日 3 次（TID）口服，以确保病情稳定。护士小郭亦耐心地向姚爷爷再次交代回家后的注意事项，包括药物服用方法、饮食调整、皮肤保护及跌倒预防、定期复查等，尤其强调了预防跌倒的注意事项，以确保姚爷爷能够居家安全护理，顺利康复。

6. 呋塞米和螺内酯的临床作用是什么？有腹水时为什么要同时口服这两种利尿剂？

呋塞米和螺内酯是两种常用的利尿剂，具有不同的作用机制和临床应用，联合使用可以增强利尿效果，降低副作用。

（1）呋塞米是一种强效利尿剂，主要通过抑制肾小管对钠、氯的重吸收，增加水和电解质的排泄，用于治疗充血性心力衰竭、肝硬化、肾脏疾病等引起的水肿。

（2）螺内酯是一种低效利尿剂，主要通过拮抗醛固酮受体，保留原尿中的钾离子，减少其通过尿液排出，适用于治疗水肿性疾病和高血压。

（3）联合使用的理由：两种药物联合使用可以使利尿效果增强并且减少副

作用，相互抑制彼此的不良反应，有效减少呋塞米对于钾离子的排泄，防止出现低钾血症，减少呋塞米的副作用，对于稳定血钾水平具有明显效果。

（4）使用注意事项：不同个体对药物的反应可能不同，建议在医生的指导下使用这些药物。使用过程中定期监测血电解质，特别是钾离子，以防止高钾或低钾血症的发生。

7. 口服利尿剂的主要不良反应有哪些?

（1）水、电解质紊乱：利尿剂可能导致水、电解质代谢紊乱，如血钾、血钠、血氯、血钙、血镁的紊乱。长时间口服利尿剂，需要监测出入量，定期检查电解质、肾功能等。

（2）肾功能异常或恶化：对于重度肾功能不全或需要透析的患者，不宜使用氢氯噻嗪和螺内酯。长期使用这类药物时，应避免与可能导致肾毒性的药物联用。

（3）血压降低：利尿剂在利尿的同时，可能降低血压，尤其是在起床或从座位上站起时，应动作缓慢以避免体位性低血压。建议患者在早上或白天用药，这是由于利尿剂会增加尿液排出，一般不建议晚上服用，以免影响睡眠。通常人的血压在晚上相对较低，服用利尿剂可能进一步降低血压。

8. 口服利尿剂期间，预防跌倒的注意事项有哪些?

（1）药物使用时间：建议利尿剂最好在早晨服用，因为药物在早晨服用后1~2小时开始发挥疗效，6~12小时达到高峰，持续时间为16~18小时。早晨服药后患者白天尿量增加，方便排泄，而到夜间药效渐渐消失，利于睡眠。

（2）起夜时的安全防护：由于利尿剂可能导致尿频，患者在起夜时容易跌倒。建议患者在起夜时在床边静坐一两分钟，慢慢起身，避免突然改变体位导致低血压或头晕。此外，建议在卧室放置足够的照明设备，以减小跌倒的风险。

（3）家居环境调整：保持室内地面干燥，避免水渍，尤其是浴室和洗手间。可以在家中安装扶手和防滑垫，以帮助保持平衡。

（4）服装和鞋子的选择：服装应合身，避免过长过大的裤子，以防止绊倒。选择合适的鞋，鞋底应防滑，并注意鞋子的高度和稳定性。

（5）补充钾离子：由于利尿剂会增加钾离子的排出，钾离子浓度低于正常会导致肌肉无力或疲劳，应通过食物或补充剂摄入足够的钾离子。富含钾离子的食物包括瘦肉、海产品、小白菜、黄瓜、橘子、香蕉、桃子等。

（6）定期监测，尽早发现电解质紊乱：对于长期服用利尿剂的患者，应定期到医院检查电解质水平，以预防低钾和低钠等电解质紊乱的情况。

通过上述措施，可以有效地减少因利尿剂引起的跌倒风险，减少不必要的损伤。

9. 常用的口服保肝药有哪些？它们的临床作用是什么？

目前常用的口服保肝药为甘草酸二铵肠溶胶囊和多烯磷脂酰胆碱胶囊，虽然他们都是保肝药，但具有不同的作用机制和临床应用。

（1）甘草酸二铵肠溶胶囊适用于伴有谷丙氨基转移酶升高的急、慢性肝炎的治疗。

（2）多烯磷脂酰胆碱胶囊主要用于辅助改善中毒性肝损伤（如药物、毒物、化学物质和酒精引起的肝损伤等）、脂肪肝和肝炎患者的食欲不振、右上腹压迫感。

（3）两种药物可联合应用。由于甘草酸二铵肠溶胶囊和多烯磷脂酰胆碱胶囊的作用机制不一样，两者联合使用能够保护受损肝脏，有效降低转氨酶，促进肝脏组织恢复正常。

10. 口服保肝药的主要不良反应有哪些？服用期间应监测哪些指标？

（1）甘草酸二铵肠溶胶囊：常见的不良反应包括恶心、呕吐、腹胀、皮肤瘙痒、荨麻疹等。

（2）多烯磷脂酰胆碱胶囊：可能导致胃部不适、腹泻等不良反应。

（3）在使用过程中，应定期监测肝功能及胆红素情况，以及时发现并纠正可能的不良反应。

11. 如何正确地口服保肝药？

（1）甘草酸二铵肠溶胶囊：饭前饭后服用均可，须将肠溶剂完整吞服，不要掰开、咀嚼或碾碎后服用。

（2）多烯磷脂酰胆碱胶囊：应在进餐时用足量的液体送服，须完整吞服，不可打开胶囊或咀嚼。

12. 出现黄疸为什么要口服保肝药？保肝药该如何选择？

黄疸是由于血液中胆红素浓度升高，导致皮肤、黏膜黄染，而胆红素代谢需经肝脏进行处理，所以黄疸的出现通常反映肝脏或胆道功能有不同程度的损伤，并且肝损伤会进一步加剧，需要进行保肝治疗。

实验室指标提示谷丙氨基转移酶升高的黄疸患者优先选择甘草酸二铵肠溶胶囊口服或甘草酸二铵肠溶胶囊及多烯磷脂酰胆碱胶囊联合使用。

实验室指标提示谷丙氨基转移酶正常的黄疸患者可任意选择一种口服或两者联合使用。

第四节　复诊相关知识

剧　幕

徐大爷因为胆总管结石在医院进行了胆管切开取石加 T 管引流术，手术为他解除了病痛。术后医护人员细心随访指导，家人也精心护理，从 T 管引流的护理、日常的饮食起居到心理上的慰藉，都让徐大爷感受到了温暖。

经过 1 个多月的规范治疗，徐大爷的身体日渐康复，复查的日子也悄然来临。由于家距离医院较远，徐大爷和家人早早地就开始筹备复查的相关事宜。出院前床位护士小章就告诉了徐大爷主治医生的出诊时间，徐大爷据此安排了复查的日期，确保不会错过与医生面对面的交流机会。

在准备复查的过程中，徐大爷和家人也格外注重复查的注意事项。他们知道，复查不仅是检验手术效果的关键环节，更是调整后续治疗方案的重要依据。因此，他们严格按照医生的要求，准备好复查所需的各项材料，包括病历本、检查报告、引流管记录手册等，以确保复查过程能够顺利进行。

徐大爷心中充满了期待，他希望复查的结果能够让自己和家人都安心。同时，他也深知，身体的康复离不开医生的精心治疗和家人的悉心照料。在未来的日子里，他将继续保持乐观的心态，积极面对生活，迎接每一个健康的明天。

1. 行胆管结石手术出院后需要多久来复查?

一般来说，应该在出院 1 个月左右，选择一个空腹的时间段到医院门诊进行复查。复查是非常重要的，因为它有助于医生评估患者的恢复情况，并根据需要进行进一步的指导和治疗。但是，如果在出院后出现以下这些异常情况，应及时就诊。

（1）持续且严重的恶心、呕吐症状，伴有明显的食欲不振，这可能是身体状况未恢复良好的信号。

（2）手术伤口或周围区域出现红肿、渗液甚至流脓，这是伤口感染的迹象。

（3）皮肤和巩膜（眼球白色部分）出现黄染，大便呈现白陶土色，尿色变深呈茶色，这些都可能是肝脏或胆道功能出现问题的表现。

（4）上腹部疼痛难以忍受，持续的腹胀不能缓解，或突然出现寒战、高热，这可能是病情复发的预兆。

（5）对于携带引流管的患者，要特别注意引流液的颜色、性状及量的变化。具体包括：引流液中出现血性液体；引流液突然增多，每天的量超过 800 mL；引流液中出现絮状物或伴有异味；引流管发生阻塞，导致引流量突然减少。

（6）若引流管不慎滑出或脱落，这个情况十分紧急，患者需要使用干净的纱布或者餐巾纸轻轻覆盖伤口，同时立即联系医生或到医院就诊。

总之，出院后的复查和日常观察十分重要，如果发现异常情况但自身难以解决，应及时前往医院就诊，以便得到及时的治疗和处理。

2. 一般复查会检查哪些项目?

胆道手术复查时，为确保术后恢复状况及预防潜在并发症，通常需要细致检查多个关键项目。胆道手术复查包括但不限于以下内容。

（1）全面评估血常规，通过监测血红蛋白、白细胞等关键指标，判断是否存在贫血或感染迹象。

（2）检查肝功能，通过转氨酶、胆红素等参数，了解肝脏代谢及解毒功能是否恢复正常；同时，电解质平衡也是复查的重要一环，确保体内钾、钠、氯等元素的稳定，避免因电解质紊乱而影响恢复。

（3）腹部 B 超作为非侵入性检查手段，能直观显示胆道系统形态，重点观察术后胆道是否通畅无阻，有无狭窄或扩张现象，并细致排查胆道内是否残留微小结石，以防后患。

（4）检查术后炎症指标，如 C 反应蛋白、红细胞沉降率等，以评估体内炎症反应是否得到有效控制。

值得注意的是，每个人的具体情况都不尽相同，医生会根据患者的临床表现、手术类型及术后恢复情况，调整检查项目，力求做到个性化、精准化复查，确保患者得到最适宜的医疗照护。

3. 复查前要做些什么准备?

(1) 当准备进行复查时，须携带好医疗保障卡（如无请备好身份证及银行卡），这是就医过程中不可或缺的，能够确保医疗就诊及费用支付。同时，别忘带上出院时让居家记录的“携管日记”。患者认真填写这本日记，可让医生掌握患者在居家护理期间引流液的颜色、量等重要信息，对于医生评估患者康复情况具有极高的参考价值。

(2) 复查当天，需要进行肝功能检查和腹部 B 超检查。为了确保检查结果的准确性，请务必在早晨空腹状态下前往门诊就诊。这意味着，在前往医院之前，应避免进食和饮水，以免影响检查结果。

(3) 为了更加高效地完成复查流程，建议提前准备好挂号单，并在医院的自助开单机上自助开立血常规、生化全套+电解质的检查项目。

(4) 此外，还可以利用自助开单机提前开立腹部 B 超的检查单。这样一来，在到达医院后，只需按照预约时间前往 B 超室进行检查即可，无须再排队等待开立检查单。

4. 有主治医生的坐诊时间表吗？可以从哪里获取?

在现代社会，信息的快速获取已成为人们生活中的重要需求。以苏州大学附属第二医院的医生坐诊信息为例，患者及家属可以通过多种途径进行查询，以确保能够准时就医，获得专业的诊疗服务。

(1) 官网查询：苏州大学附属第二医院的官方网站是一个便捷的查询平台。患者只需登录医院官网，点击“医生坐诊信息”或相关链接，即可查询到详细的医生坐诊情况。这种方式不仅保证了信息的准确性，还让患者能够根据自身需求，合理安排就诊时间。

(2) 健康苏州掌上行 APP：健康苏州掌上行 APP 也是查询医生坐诊信息的好帮手。这款 APP 集合了苏州地区多家医院的医疗资源，患者通过下载并注册、登录，即可轻松查询苏州大学附属第二医院的医生坐诊时间、科室分布等信息。

（3）方橙式 APP：方橙式 APP 同样提供了医生坐诊信息查询服务。这款 APP 以简洁明了的界面设计和丰富的医疗资源信息，赢得了广大用户的青睐。患者只需在 APP 上搜索苏州大学附属第二医院，即可快速获取所需信息。

（4）其他方式：为了方便该院治疗出院者及时获取最新的医生坐诊动态，苏州大学附属第二医院肝胆胰外科还建立了微信群。患者可以通过加入该微信群，随时了解医生的坐诊情况，并还可与其他人员交流就医心得。这种互动式的查询方式，不仅拉近了医患之间的距离，还提升了大家的就医体验。

剧　幕

王大爷在胆管手术后，一直都是由他细心的儿子为其更换引流袋。但最近王大爷的儿子因工作需要去外地出差，无法继续承担这一任务。王大爷在住院期间了解到，苏州大学附属第二医院肝胆胰外科的管路门诊提供为患者更换引流管等护理服务。为此，王大爷选择前往此门诊进行引流管更换。整个就诊过程方便又快捷。这一服务为像王大爷这样自己更换引流管不方便的患者解决了极大的难题。

5. 去管路门诊就诊需要注意什么？（肝胆胰外科管路门诊就诊须知）

患者出院以后在居家护理过程中，若遇到与管路相关的护理需求，如伤口换药、更换引流装置，或是有关于引流管护理、术后饮食等方面的疑问，可前往苏州大学附属第二医院肝胆胰外科管路门诊寻求专业帮助（图 3-3）。

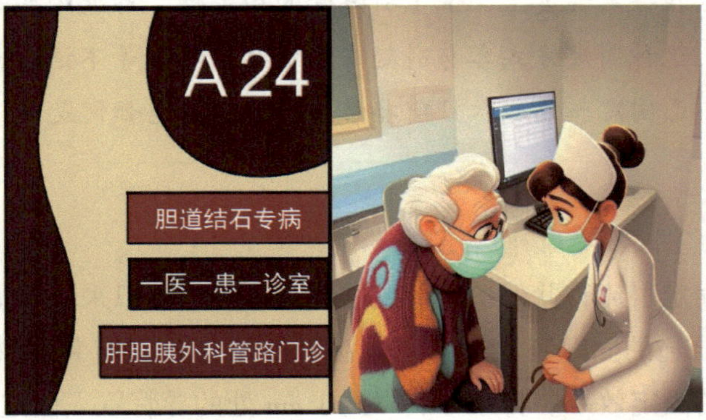

图 3-3　苏州大学附属第二医院肝胆胰外科管路护理门诊

(1) 为确保就诊顺利，需携带以下物品：首先是医保卡，它是就诊与费用处理的重要凭证；其次，建议携带“携管日记”，如患者在居家护理期间详细记录了引流液的颜色、量等关键信息，该日记将有助于管路护士更准确地判断病情；最后，如有引流袋、乙醇棉片、胶带等护理用品尚未用完，也请一并带上，优先使用自带物料；如已用完或没有，则无须准备。

(2) 肝胆胰外科管路门诊的护士会根据患者的实际情况和问题，进行针对性的护理及指导。无论是关于管路维护的技巧，管路问题的咨询，还是面对突发状况的应对措施，都能在这里得到专业的处理。

第二章 自我管理技能准备

剧 幕

高叔叔是一位经历了PTBD手术的患者。目前，他的恢复情况不错，准备今天出院，相关出院准备都已经完成，目前女儿正在办理出院手续。高叔叔坐在病房的凳子上，看上去略显担忧。护士小王赶紧过去询问：“叔叔，您是有什么顾虑吗？还是刚刚给您讲的引流管固定的事情有不明白的地方？有问题您尽管问。”高叔叔深知引流管脱出的危害，为了不让自己的引流管意外脱落，影响治疗效果，他让护士在引流管上方及周围贴了好几层胶布，以确保引流管能够紧紧地固定在皮肤上。这种方法虽然在一定程度上保证了引流管的稳定性，却也给高叔叔带来了不少困扰。这种固定方式容易引起皮肤发红、瘙痒等不适，而且出院以后还需要自己固定。高叔叔目前非常苦恼，不知道如何是好。

1. 如何固定引流管？如何保护局部皮肤不被压红？

为了妥善固定引流管并保护局部皮肤不被压红，可以采取以下措施。

(1) 选择合适的固定装置及固定方法：使用导管固定装置（如思乐扣）可以提供更稳定的固定效果。将距穿刺口约1 cm处的导管置入固定装置的卡槽中，顺着导管出口方向粘贴固定于皮肤上。采用高举平台法固定引流管，这种方法可以减少皮肤直接接触胶布的面积，从而减少皮肤受压和摩擦的机会。例如，可以先剪一块约 5 cm×5 cm 的弹力胶带，对折后沿两侧边缘剪开，展开后沿着折痕上、下各剪 1 cm，贴的时候注意先塑形，使其中间高高抬起，再分别贴左右两边。

（2）使用保护性敷料：在固定引流管之前，可以在皮肤上先敷上一层透明薄膜或水胶体敷料，这样可以减少胶布直接接触皮肤的面积，降低皮肤受损的风险。

（3）无张力粘贴：粘贴胶带时应无张力，避免过紧导致皮肤受压迫。同时，确保胶带粘贴处平整，无褶皱或气泡。

（4）定期检查和更换：定期检查引流管固定情况，如引流管有松动或胶带边缘翘起，应及时更换胶带和敷料。同时，根据胶带的黏性和皮肤状况，适时更换胶带和敷料。

（5）使用低敏胶布：选择低敏或无敏胶布，可减少皮肤过敏反应。

（6）避免长时间压迫：尽量避免引流管长时间压迫同一部位的皮肤，可以通过调整引流袋的位置或改变患者体位来减少压迫。

（7）使用辅助工具：可以使用腹带或其他辅助工具来帮助固定引流管，减少局部皮肤受到的直接压力（图 3-4）。

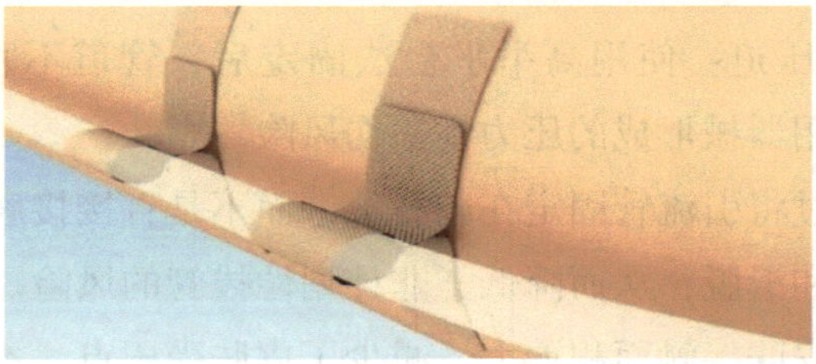

图 3-4 使用辅助工具固定引流管

（8）胶带去除技巧：去除胶带时，应从胶带的两端缓慢往中央揭除，并用手指轻压保护皮肤，揭除方向尽量顺着毛发方向，胶带应与皮肤呈 0°或 180°。如果胶带与皮肤黏合牢固，可以用酒精或乳液涂抹胶带背衬，降低胶带黏性。

2. 高举平台法是什么？

高举平台法是一种有效的引流管固定技术，它可以减少皮肤压迫，提高固定安全性，并且减轻患者的不适（图 3-5）。

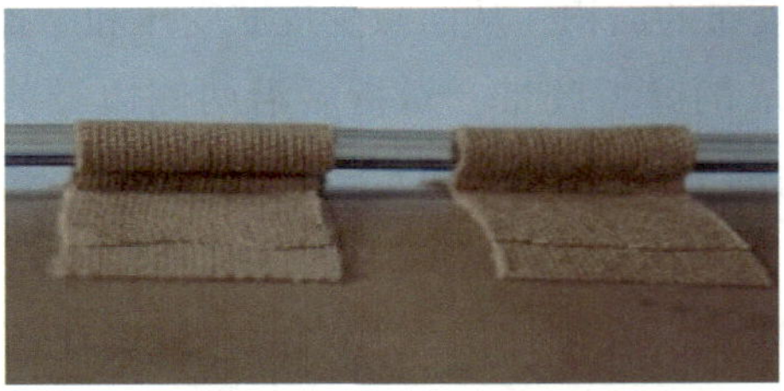

图 3-5　高举平台法固定引流管

以下是高举平台法的具体操作步骤：

（1）选择合适的胶布：根据管道的粗细选择合适宽度（2.5~4 cm）的无纺胶布或弹力胶带。

（2）剪切胶布：剪出一条长度为6~8 cm的胶布。

（3）定位：在距离导管口3~5 cm处将导管置于胶布表面中央。

（4）对黏胶布：将胶布对折，对黏0.5 cm，以此为中点。

（5）固定胶布：将胶布逐渐抹平固定于皮肤上，确保360°包绕导管，使导管高于皮肤0.5 cm。

（6）粘贴胶带：将胶布的两边粘贴于两边的皮肤上，确保固定牢固。

（7）塑形：在粘贴时注意先塑形，使胶布中间高高抬起，再分别贴左右两边。

（8）避免直接压迫：使用高举平台法固定后，管道不直接压迫在皮肤上，从而减少或降低医用器械形成的压力性损伤风险。

高举平台法通过将引流管固定在胶布上，而不是直接接触皮肤，减少了因活动导致的管道牵拉和滑脱，从而降低了非计划性拔管的风险。由于管道不直接压迫皮肤，且胶布与皮肤接触面积增大，减少了皮肤受压点，本法可有效预防压力性损伤，且能提高患者的舒适度。采用本法固定引流管时外观整洁、美观，同时操作相对简单，易于学习和掌握。由于管道固定更为牢固，需要重新固定的次数也有所减少。

3. 胆道外引流管固定的装置有哪些？

除了用胶布以高举平台法固定胆道外引流管以外，还可以选用额外的固定装置来增强管路的稳定性。这些装置包括塑料固定夹，如广受欢迎的思乐扣（图3-6），它主要用于医疗领域中固定各种导管，以防止导管移位或脱出。它由一个衬垫和一个固定器组成，衬垫黏附在皮肤上，而固定器则用来固定导管。使用塑料固定夹可以减少导管相关并发症，包括导管移位的发生率，提高患者置管期间的舒适度，并减少穿刺点周围皮肤炎性反应。

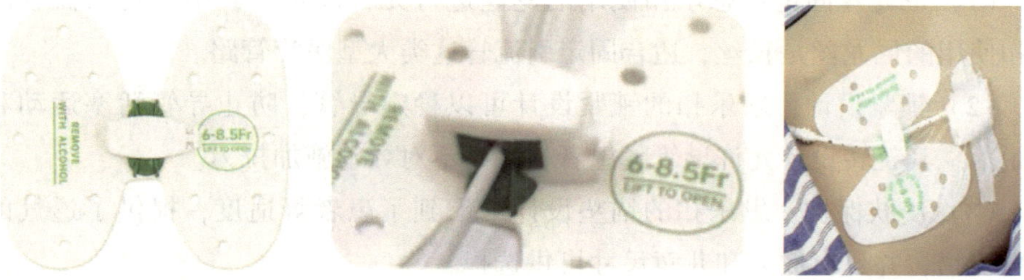

图 3-6　思乐扣（蝴蝶扣）

引流管固定贴（图 3-7）也是一个选择，它是一种专门设计用于固定各种引流管的医疗用品，它能够将引流管牢固地固定在患者身上，防止因活动导致的引流管移动或脱落，防止引流不畅和感染等并发症。使用合适的固定贴还可以减少患者因引流管移动引起的不适和疼痛。在选择引流管固定贴时，应考虑引流管的具体情况和引流管的类型，选择适合的固定贴以确保安全和有效性。

此外，我们还可以使用弹性固定带，如常见的医用腹带（图 3-8），可以用来固定导管，防止导管移位或脱出，减少导管相关并发症发生的风险。在选择和使用腹带时，需要注意选择由柔软、透气、有弹性的材料制成的腹带，以确保舒适度和适当的固定效果，选择合适的尺寸非常重要，以确保腹带不会过紧或过松，从而影响血液循环或舒适度。长时间佩戴腹带可能会影响血液循环，因此应根据医生的建议时间合理使用。定期清洁腹带，以保持卫生，防止感染。

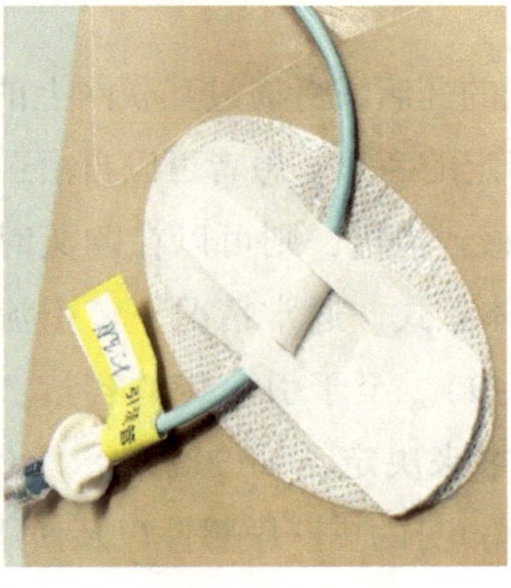

图 3-7　引流管固定贴

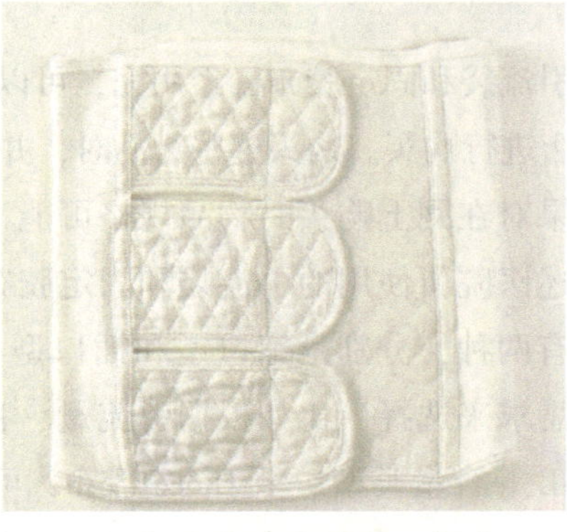

图 3-8　医用腹带

4. 护士跟我说的“蝴蝶扣”不知道是什么？应如何获取？

“蝴蝶扣”也叫思乐扣（图 3-6），是一种导管固定装置，可以用来固定引流管，降低引流管滑脱的风险。思乐扣主要基于以下几个关键点来设计。

（1）尼龙丝固定：思乐扣使用尼龙丝进行无针固定，其中固定引流管的思乐扣使用的尼龙丝是长丝，适合固定引流管这类大型医疗管路。

（2）锁紧设计：思乐扣的锁紧设计可以稳定导管，防止导管活塞运动和意外脱落。其旋转设计允许导管随患者移动而不对导管施加拉力。

（3）皮肤保护：思乐扣的锚垫设计考虑到了患者舒适度，提供了透气的无乳胶织物，并且有成人和儿童尺寸可供选择。

（4）耐湿中心胶黏剂：思乐扣的中心胶黏剂采用保湿胶构造，具有耐湿性，并且允许设备重新定位。

（5）聚丙烯共聚物固定器：思乐扣的固定器设计用于牢固锁定经皮动脉球囊反搏导管，以确保导管安全固定在位。

（6）快速固定胶黏剂：思乐扣的锚垫使用快速固定丙烯酸胶黏剂，以确保设备牢固地固定在位。

（7）无乳胶成分：所有组件和包装都是无乳胶的，以减少患者对乳胶过敏的风险。

通过这些设计，思乐扣能够有效地固定各种导管，以减少导管脱管的风险，同时提高使用者的舒适度和安全性。正规药店或者网上均可以购买到思乐扣。

5. 引流袋和固定胶布应去哪里买？普通药店或网上有吗？自行购买的物品与现有的规格不一致怎么办？

当引流袋和固定胶布已经用完，可以在正规的药店或者通过互联网上的正规医疗器械店进行购买。购买这些物品时，并没有指定的商家，患者可以自由选择。

如果对在网上购买时物品规格可能不一致感到担忧，则可以在购买时向商家详细描述医院所使用的引流袋和固定胶布的具体款式。通常情况下，引流袋的接口类型有两种，分别是螺口型和插口型（图 3-9）。至于引流袋的容量，可以根据实际需求来选择，比如根据引流量、社交需求来决定，如 500 mL、1 000 mL、1 500 mL 等容量类型。至于固定胶布，可以根据自身的皮肤敏感性以及使用需求来挑选合适的类型。此外，如果仍然不确定如何选择，还可以前往医院挂相关科室普通门诊号，配置引流袋。图 3-10、图 3-11 和图 3-12 是胆道引流袋和胶布的示例。

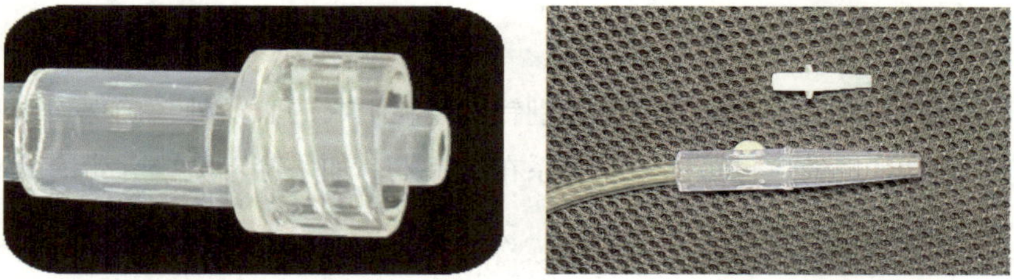

图 3-9　螺口型（左）和插口型（右）引流袋接口细节图

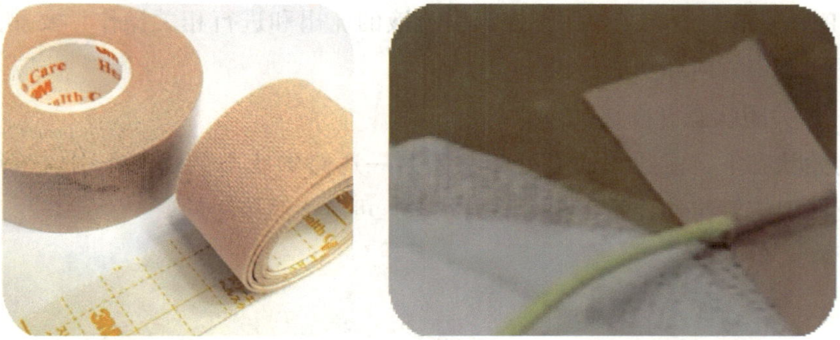

图 3-10　3M 胶带：黏性持久、高弹力

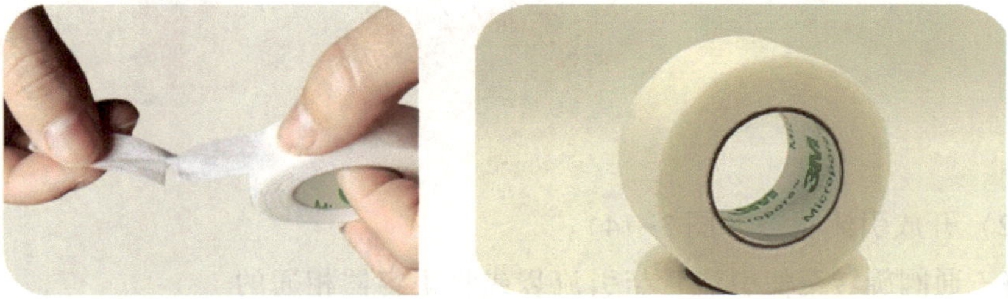

图 3-11　无纺布材质普通胶带：低致敏、可手撕

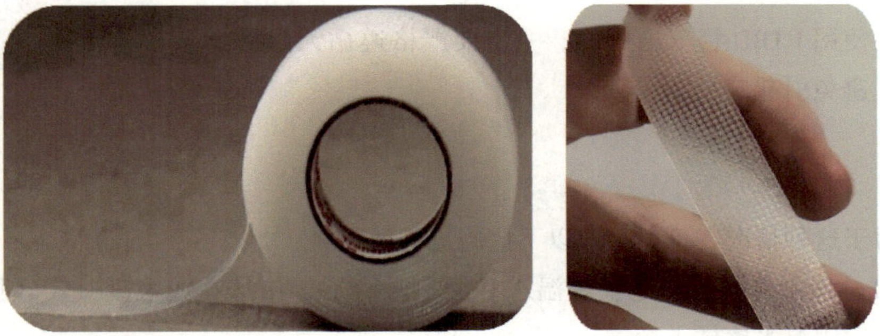

图 3-12　PE 材质普通胶带：黏性稳定、可手撕

6. 引流管固定好后，引流袋要怎么固定？

引流管固定好后，引流袋可以用别针固定在上衣的衣摆处，确保引流袋的位置低于引流管开口处。也可以用绳子系在皮带上。如果穿着宽松并带有大口袋的衣服，可以将引流袋放置在口袋中。

7. PTBD 管的三通阀应怎么使用？

PTBD 管的三通阀主要用于控制引流液的流出和进行相关操作，要熟悉三通阀的不同接口方向和功能标识。

（1）关闭状态（图 3-13）。

初始状态下，三通阀通常处于关闭某一通路的状态，以防止引流液随意流出。此时引流管与外界处于相对隔离状态，可减少感染风险。

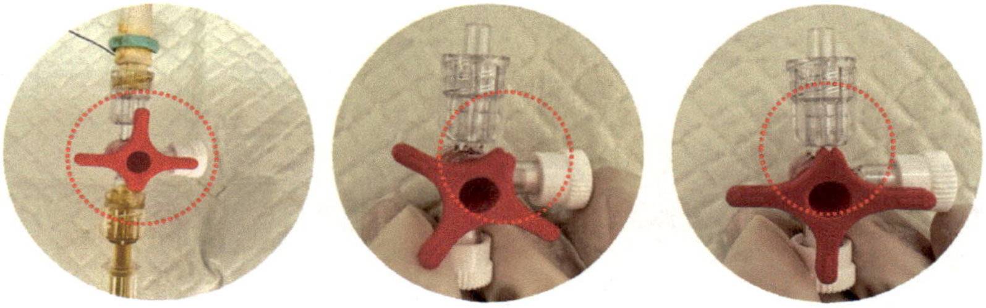

图 3-13　三通阀关闭状态

（2）开放引流状态（图 3-14）。

将三通阀旋转至使引流管与引流袋或收集容器相通的位置，这样引流液可以顺利地从体内经引流管流入引流袋中。

在使用 PTBD 管三通阀时，一定要严格遵循无菌操作原则，避免引起感染。

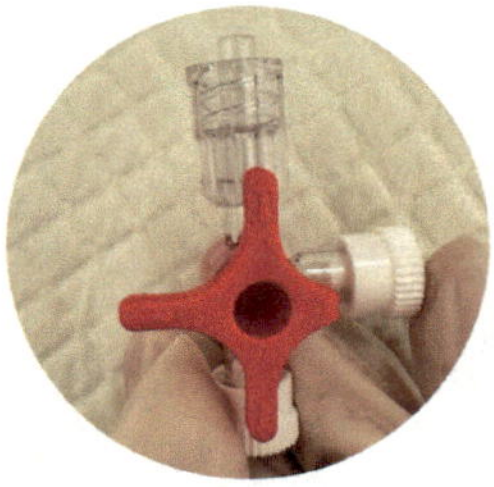

图 3-14　三通阀开放状态

8. 穿刺点周围都是胶布胶痕，如何处理？

对于这种情况，可以采取以下措施进行处理。

（1）使用温水和肥皂：将温水和肥皂混合后，涂抹在胶痕处，轻轻按摩片刻，然后用温水擦拭干净。

（2）使用白醋：用棉签蘸取适量白醋，轻轻擦拭胶痕处。白醋具有一定的溶解能力，可以帮助去除胶痕。但请注意不要使用过量，以免刺激皮肤。

（3）使用橄榄油或食用油：这些油类具有很好的润滑作用，可以软化胶痕，使其更容易从皮肤上脱落。在胶痕处涂抹一些橄榄油或食用油，然后用手指轻轻按摩片刻，再用温水洗净胶痕。

（4）使用风油精：风油精也具有溶解胶痕的作用。将风油精滴在胶痕上，让它渗透并分解胶痕，然后用干净的软布或者纸巾擦拭即可。

（5）使用吹风机：吹风机开到最大热度，对着胶痕吹一会儿，让它慢慢变软，然后用干净的软布或者纸巾擦掉。

（6）使用医用酒精：在胶痕表面滴一些医用酒精，浸泡一会儿，然后用软布或者纸巾擦掉即可。

（7）使用专门的去胶产品：市面上还有一些专门用于去除胶痕的产品，如3M去胶喷雾、去胶贴等。可以根据自己的需求选择合适的产品，按照说明书上的方法进行操作。

（8）使用柠檬汁：柠檬汁中的酸性成分可以帮助去除胶痕。将柠檬汁挤到胶痕上，反复揉搓，即可除去胶痕。

剧 幕

潘大爷是一位胆管结石的患者，做了胆囊切除、胆管切开取石和放置T管的手术。经过几天的治疗，潘大爷各项指标正常，恢复良好，因此准备明天带管出院。虽然出院是个值得开心的日子，但潘大爷出现了前所未有的焦虑，询问后潘大爷说出让自己焦虑的问题。潘大爷现在和老伴住在光福村上，子女都在外地，平时都是老两口相互陪伴，虽然马上要出院了，但要带根管子回家，而且还要自己倾倒引流液、更换引流袋，老两口担心自己不能很好地维护，急得团团转。床位护士小郑给予安慰并耐心地手把手教导，告知相关注意事项。

9. 倾倒引流液之前需要做哪些物品准备？

用物准备：量杯、安尔碘消毒液（或乙醇）、一次性手套、棉签等（图3-15）。

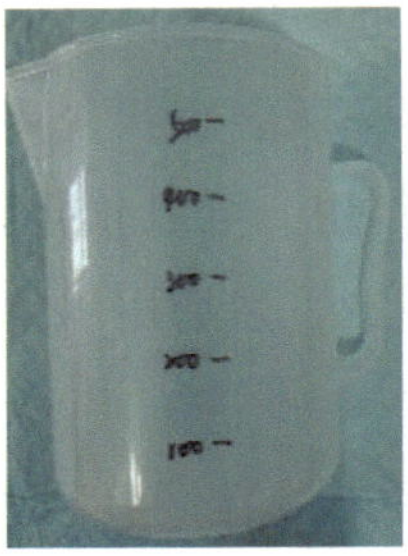
量杯

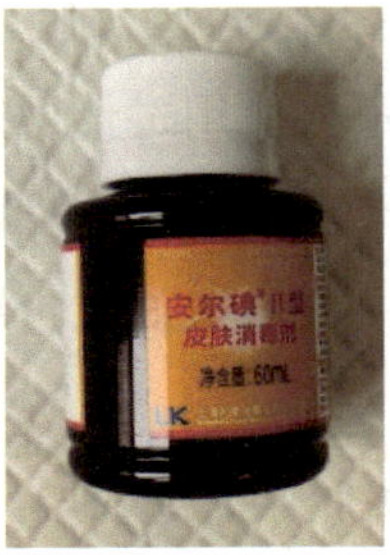

安尔碘消毒液

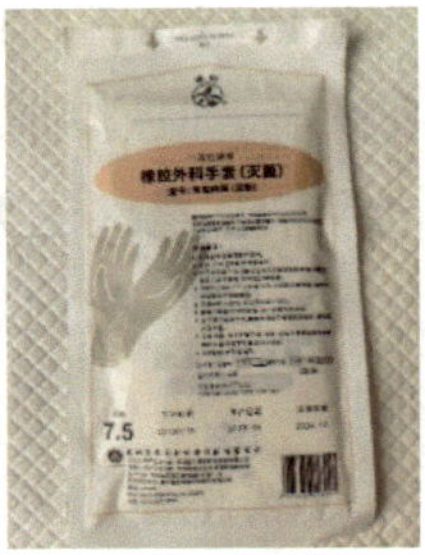

一次性手套

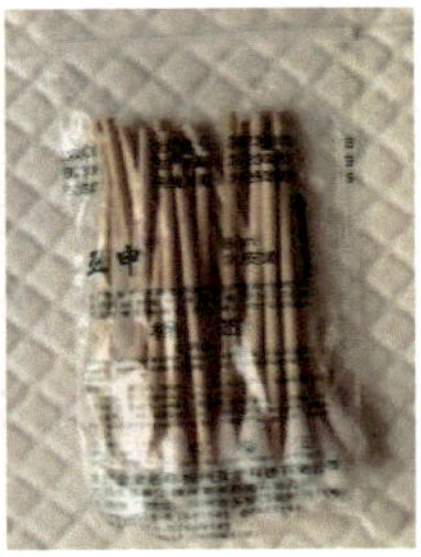
棉签

图 3-15　倾倒引流液所需物品

10. 如何倾倒引流液?

倾倒引流液的步骤如图 3-16 所示。

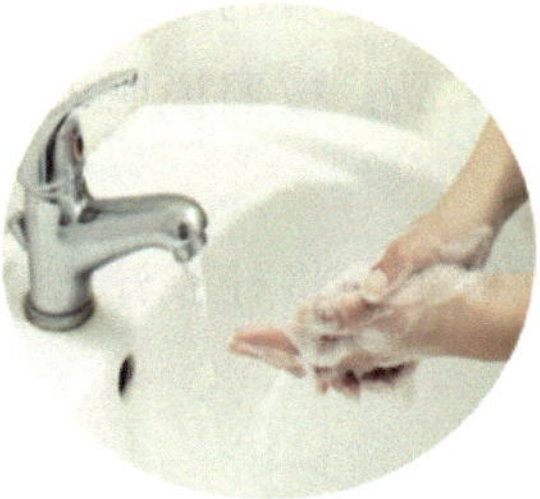
(1) 清洗双手

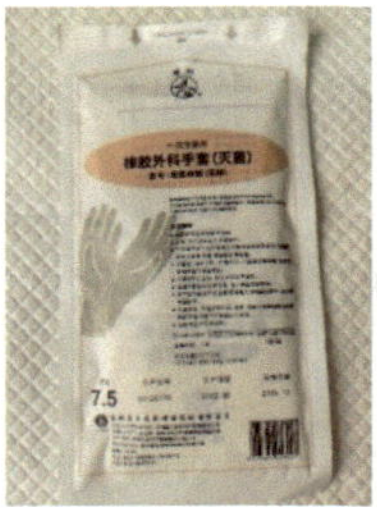
(2) 戴手套

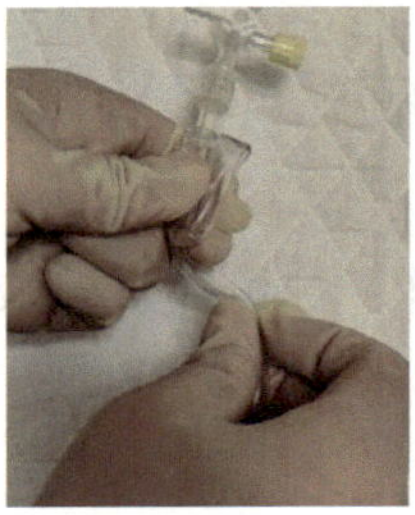
(3) 挤捏引流管

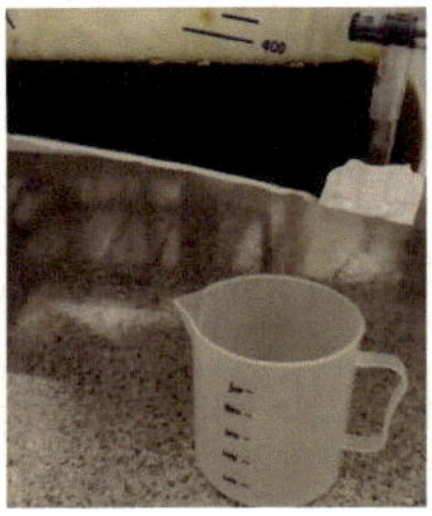
(4) 准备量杯

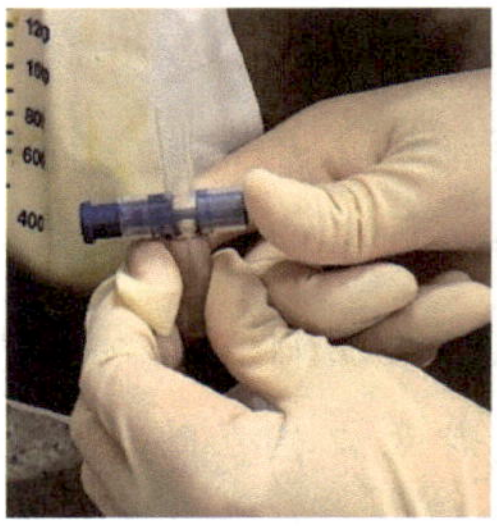
(5) 打开引流袋开关

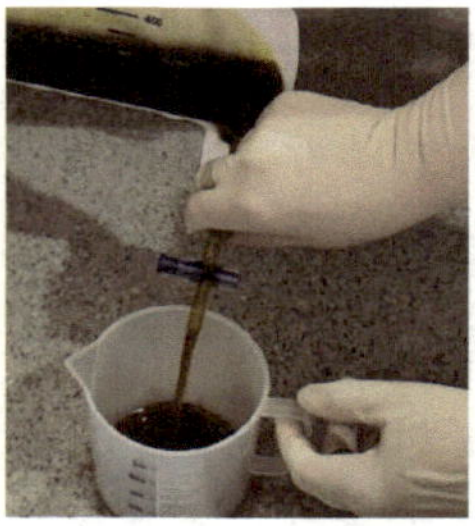
(6) 倾倒引流液

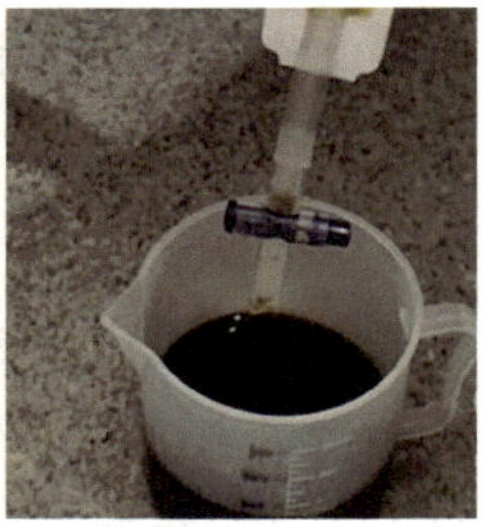
(7) 关闭引流袋开关

图 3-16　倾倒引流液步骤

11. 更换引流袋之前需要做哪些准备?

用物准备包括：一次性手套、棉签、安尔碘消毒液（或乙醇）、止血钳（夹子）、引流袋、3M 胶布、记号笔、黄色垃圾袋。

12. 如何更换引流袋?

首先，需要洗净双手，戴好一次性手套，用止血钳（夹子）夹闭引流管上端，若有三通阀，则把三通阀转至关闭状态，然后旋转式拔出引流袋丢弃于黄色垃圾袋中，再用安尔碘消毒液（或乙醇）消毒管口两遍，待干的过程中撕开引流袋包装，取出引流袋，在空白处写上更换时间，接着连接引流袋，松开止血钳或打开三通阀，挤捏引流管，最后用 3M 胶布固定管路，洗手做好记录。

使用三通阀接口时，倾倒完毕需观察三通阀开关是否处于打开状态。

13. 需要多久更换一次引流袋?

保持引流系统的清洁和无菌是非常重要的，这样可以减少感染的风险。目前常规使用的引流袋是防逆流型的，更换频率为每 7 天一次。

如果出现以下情况，需要及时更换引流袋：

（1）引流袋或引流管渗漏导致引流袋被污染。

（2）引流袋损坏。

（3）引流管中有沉淀物或堵塞的迹象，冲洗仍然不能解决。

（4）出现感染迹象，如发热、引流液混浊等。

14. 年纪大了，子女不在身边，不会更换引流袋，能不能到病房来更换引流袋?

从准备置管到带管出院的这段时间内，医护人员会给患者及其家人进行引流管相关知识的讲解，出院前也会评估患者对管路相关知识的掌握情况，确保其出院时对管路相关知识的掌握程度。若患者担心自己不会更换或者更换不好也不用紧张，可以携带好用物在门诊时间段至肝胆胰外科管路门诊进行更换。

15. 社区卫生服务中心可以帮忙换引流袋吗?

每个社区卫生服务中心的服务内容不一样，并非所有的社区都提供这样的服务，且具体的服务内容可能会因社区卫生服务中心的能力而异。因此，如果考虑在家期间去社区更换的话，可以先与所在地区的社区卫生服务中心联系，了解他们能提供哪些具体的服务，是否包括更换引流袋服务。

16. 如果过了 1 周忘记换引流袋，会不会有什么影响?

每 7 天更换引流袋的目的是预防感染，如果长时间不更换，会增加细菌沿着穿刺通道进入体内，导致局部或全身感染的风险。因此，请按照医疗专业人员的指导定期更换引流袋，以减少上述风险。

在更换好引流袋后，需在引流袋上写好更换时间，以达到提醒的目的。当然若是忘记更换，也不用太过担心，可立即更换新的引流袋并观察自身的反应和引流液的变化。如出现发热、腹痛等不适，应尽快就诊。

第㊂章 日常生活

第一节 饮 食

剧 幕

在双人病房的沈奶奶近半个月来皮肤和巩膜显现出异常的黄色，小便的颜色也深得如同浓茶，令人触目惊心。这突如其来的变化起初让她误以为自己患上了不治之症，她很是担忧与恐惧，来院检查后才知道自己得了一种叫“阻塞性黄疸”的病，经过详细的检查后置入了 PTBD 管减轻黄疸治疗。现在是置管后的第 8 天，皮肤和巩膜黄染情况较前明显好转。每日引流出黄褐色液体 500~600 mL，医生检查后觉得她各项指标正常，恢复良好，因此准备明天带管出院。在床位护士进行宣教时，沈奶奶提出了自己的疑问：“一直听别人说年纪大的人要多吃粗粮，可以预防‘三高’，所以我每天都会以南瓜和胡萝卜代替米饭。我一直以为是南瓜和胡萝卜吃多了皮肤才会发黄的，那我回家后在吃的方面要注意点什么呢?”

同病房的薛阿姨因胆总管结石接受了胆囊切除合并胆总管切开取石 T 管引流手术，明天也准备出院了。这段时间她瘦了好几斤，她也迫切地想知道回家后能否进食滋补性食物。

1. 回家后饮食上需要注意什么?

饮食上需要注意以下几点（图 3-17）。

（1）低脂饮食：术后需要低脂饮食，避免高脂肪、油腻的食物，以减轻肝脏和胆道的负担。

（2）高蛋白质食物：可以适量摄入一些低脂的蛋白质食物，如瘦肉、鱼肉、豆腐等，有助于身体恢复。

（3）新鲜蔬菜和水果：适量吃一些新鲜蔬菜和水果，以补充纤维素和维生素，有助于消化和肠胃功能恢复。

（4）少食多餐：为减轻消化系统的负担，可以采取少食多餐的方式，每餐不要吃得太饱。

（5）禁忌的食物：忌辛辣、油炸、生冷和不易消化的食物，以免刺激胃肠道。

（6）多饮水：鼓励多饮水，以帮助胆汁充分冲刷胆道，减少胆汁堆积和沉淀。

（7）避免高胆固醇食物：限制高胆固醇食物的摄入，如蛋黄、动物内脏等。

图 3-17　携管期间饮食注意事项

2. 每天所需要的热量是多少?

（1）总热量的计算方式：

每个人每天所需的热量因个体差异而异，包括年龄、性别、体重、身高、身体组成、生活方式等因素。通常，医护人员会根据患者的具体情况来计算每日所需热量。

常用的热量计算公式为：（身高−105）×25 $kcal \cdot kg^{-1} \cdot d^{-1}$。在日常的生活中，1 g 碳水化合物可产生的热量为 4 kcal，1 g 脂肪可产生的热量为 9 kcal，1 g

蛋白质可产生的热量为 4 kcal。比如，一个身高 165 cm 的人，每日所需的热量为：（165−105）×25 $kcal \cdot kg^{-1} \cdot d^{-1}$，也就是 1 500 $kcal \cdot kg^{-1} \cdot d^{-1}$。再算出三大营养物质分别提供的热量。

1）碳水化合物：占总热量的 50%～60%，即 1 500×（50%～60%）＝750～900（kcal）。

2）蛋白质：占总热量的 15%～20%，即 1 500×（15%～20%）＝225～300（kcal）。

3）脂肪：占总热量的 30%，即 1 500×30%＝450（kcal）。

将以上三大营养素的热量换算成以克为单位的量。

1）碳水化合物：（750～900）÷4＝187. 5～225（g）。

2）蛋白质：（225～300）÷4＝56. 25～75（g）。

3）脂肪：450÷9＝50（g）。

根据这个公式算出每日需要摄入的热量为 1 500 kcal；需要摄入的营养物质分别为碳水化合物 187. 5～225 g，蛋白质 56. 25～75 g，脂肪 50 g。

（2）三种营养物质的种类及量的选择：

根据热量需求，饮食建议如下，可以根据个人口味和饮食习惯进行调整。

1）碳水化合物（187. 5～225 g）：碳水化合物的主要来源是谷物、淀粉类蔬菜、水果和乳制品。

① 谷物：

全麦面包：每片含有 15～20 g 碳水化合物。

燕麦：煮熟的燕麦每碗（240 mL）含有 25～30 g 碳水化合物。

糙米：煮熟的糙米每杯（240 mL）含有 45～50 g 碳水化合物。

② 淀粉类蔬菜：

土豆：一个中等大小的土豆含有约 37 g 碳水化合物。

玉米：一杯玉米粒含有约 22 g 碳水化合物。

地瓜：一个熟地瓜含有约 34 g 碳水化合物。

③ 水果：

苹果：一个中等大小的苹果含有约 25 g 碳水化合物。

香蕉：一根中等长度的香蕉含有约 27 g 碳水化合物。

橙子：一个中等大小的橙子含有约 15 g 碳水化合物。

④ 乳制品：

酸奶：一杯（240 mL）酸奶含有 30～40 g 碳水化合物。

牛奶：一杯（240 mL）牛奶含有约 13 g 碳水化合物。

2）蛋白质（56.25~75 g）：蛋白质的主要来源是肉类、鱼类、豆类、乳制品、坚果和种子。

① 肉类和鱼类：

鸡胸肉：一份（约 150 g）鸡胸肉含有约 31 g 蛋白质。

鱼：一份（约 150 g）鱼肉含有约 30 g 蛋白质。

② 豆类：

黑豆或红豆：一杯煮熟的黑豆或红豆含有约 15 g 蛋白质。

扁豆：一杯煮熟的扁豆含有约 18 g 蛋白质。

③ 乳制品：

酸奶：一杯（240 mL）酸奶含有约 23 g 蛋白质。

奶酪：一杯（约 225 g）碎奶酪含有约 27 g 蛋白质。

④ 坚果和种子：

杏仁：28 g 杏仁含有约 6 g 蛋白质。

奇亚籽：两汤匙（28 g）奇亚籽含有约 4 g 蛋白质。

3）脂肪（50 g）：脂肪的主要来源是油、坚果、种子、鱼类和乳制品。

① 油：

橄榄油：一汤匙（15 mL）橄榄油含有约 14 g 脂肪。

菜籽油：一汤匙（15 mL）菜籽油含有约 14 g 脂肪。

② 坚果和种子：

杏仁：28 g 杏仁含有约 15 g 脂肪。

核桃：28 g 核桃含有约 20 g 脂肪。

亚麻籽：两汤匙（28 g）亚麻籽含有约 9 g 脂肪。

③ 鱼类：一份（约 150 g）鱼含有约 10 g 脂肪。

④ 乳制品：

奶酪：一杯（约 225 g）碎奶酪含有约 24 g 脂肪。

举例：一天的饮食计划。

早餐：燕麦粥（使用牛奶）加上一些蓝莓和一汤匙亚麻籽。

午餐：米饭、鸡胸肉 、适量绿叶蔬菜、西红柿、黄瓜。

晚餐：清蒸鱼，搭配糙米和蒸西兰花。主食可以选择烤地瓜或者玉米。

零食：酸奶加上一些新鲜水果、坚果如一小把杏仁或核桃。

这些只是大致的估算，实际的碳水化合物、蛋白质和脂肪含量可能会根据食物的具体种类和分量有所不同。可以根据个人需求调整食物的种类和数量，以满足营养目标。同时，保持饮食的多样性，确保摄入各种必需的维生素和矿物质。

3. 放置T管后，平时炒菜可以放油吗？放多少？葵花籽油还是调和油，植物油还是动物油？

炒菜可以放少许油，葵花籽油或调和油都可以，只要不是动物类的荤油如猪油、牛油等就行。调和油是将多种植物油按一定比例混合而成的，可以根据营养需要选择合适的调和油。而葵花籽油、橄榄油、菜籽油等，因为含有较多的不饱和脂肪酸，对心血管健康较为有益。动物油（如猪油、牛油）的饱和脂肪酸含量较高，会增加消化系统的负担，不建议使用。

但无论选择哪种油，关键是控制用量。术后需要低脂饮食，因此应减少油的用量，一般建议每天的脂肪摄入量不超过 40 g，如按菜籽油的脂肪含量来估算，15 mL（一汤匙）含有约 14 g 脂肪量，一天不超过两汤匙半。

高温烹饪可能会产生一些有害物质，对肝脏造成额外负担。建议采用蒸、煮、炖等低温烹饪方式。少用油煎、油炸方式烹调食物，并选用少量植物油为宜。肉类红烧、炖汤时，可于冷藏后将上层油脂去除，再加热使用。

4. 携管期间有哪些食物不建议吃？

以下是一些不建议吃的食物。

（1）高脂肪食物：如油炸食品、肥肉、奶油、糕点等，这些食物会加重肝脏和胆道的负担。

（2）高胆固醇食物：如蛋黄、动物内脏等，这些食物可能影响胆道健康。

（3）辛辣刺激性食物：如辣椒、大蒜、洋葱等，这些食物会刺激胃肠道，影响术后恢复。

（4）生冷食物：如生鱼片、冰镇饮料等，这些食物也会影响消化系统的功能。

（5）硬质和不易消化的食物：如坚果、粗粮等，这些食物会增加胃肠道的负担。

（6）含糖量高的食物：如甜点、糖果等，高糖食物可能影响血糖水平，尤其是对于糖尿病患者。

（7）含酒精饮料：酒精可能对肝脏造成额外的负担，影响术后恢复。

（8）过多的纤维食物：如大量蔬菜和水果，可能影响胆汁的分泌和排泄。

5. 需要补充蛋白粉吗？

在白蛋白检查指标正常的前提下不需要额外补充蛋白质，如果食欲很差，出现蛋白质摄入不足的情况，可以在医生的指导下适当补充蛋白粉。蛋白粉可以提供额外的蛋白质，有助于伤口愈合和身体恢复。但应注意不要过量，以免增加肝脏的负担。

如果是肿瘤患者，可根据 NRS－2002 营养风险筛查结果进行干预；NRS－2002≥3 分者，予以营养干预，如口服蛋白粉、安素、能全素等以增加营养。

6. 植物蛋白和动物蛋白都可以吃吗？

蛋白质摄入过多可能会加重肝脏的负担，而摄入不足则可能导致营养不良。补充蛋白质的总量可以请医护人员帮助核算，并将每日蛋白质摄入总量分散到多次进餐中，这样可以提高蛋白质的耐受性和利用效率。

对于肝功能不全的患者建议：优先选择高质量蛋白质，如鱼、瘦肉、豆制品等，它们含有所有必需氨基酸，且易于消化吸收。为预防肝性脑病的发生，需要暂时减少蛋白质的摄入，特别是动物蛋白，以减少氨的产生。

对于肾功能不全的患者建议：以动物蛋白为主，限制植物蛋白的摄入。肾功能不全的患者在饮食上需要严格控制蛋白质的摄入量，推荐摄入低盐、低脂、优质低蛋白的食物，如鸡蛋、牛奶、瘦肉等。避免摄入植物蛋白，因为植物蛋白中含有较多的非必需氨基酸，会加重肾脏负担，不利于病情恢复。

7. 携管期间可以抽烟、喝酒吗？

胆道外引流术后需要特别注意生活习惯的调整，以促进恢复和避免并发症，以下是一些建议。

戒烟：抽烟会影响身体的愈合过程，增加感染风险，对呼吸系统和整体健康都有负面影响。因此，胆道外引流术后应戒烟 。

限制饮酒：酒精会加重肝脏的负担，影响肝功能，尤其是在术后恢复期间。建议术后至少 3 个月内避免饮酒，之后如果需要饮酒也应少量饮用，并且逐渐增加，以避免引起不适 。

8. 低钾会有哪些症状？怎么才能知道钾补够了？

（1）低钾血症的症状包括：

1）肌肉无力、乏力、疲劳；

2）肌肉痉挛、抽搐；

3）心律不齐、心悸；

4）消化系统症状，如恶心、呕吐、腹胀；

5）神经系统症状，如头晕、意识模糊、嗜睡；

6）严重的情况下，可能导致呼吸困难、瘫痪，甚至心脏骤停。

（2）当出现低钾情况时，按指导进食高钾的食物，要明确判断钾是否补足，通常需要通过血液检验来监测血钾水平，如血钾水平恢复到正常范围（通常为3.5~5.0 mmol/L）则认定为补足。

9. 医生建议吃含钾高的食物，包括哪些？

含钾高的食物包括多种蔬菜、水果、豆类、坚果和谷类，但建议避免选择高脂类含钾高的食物如坚果，以下是一些常见的高钾食物示例（图 3-18）。

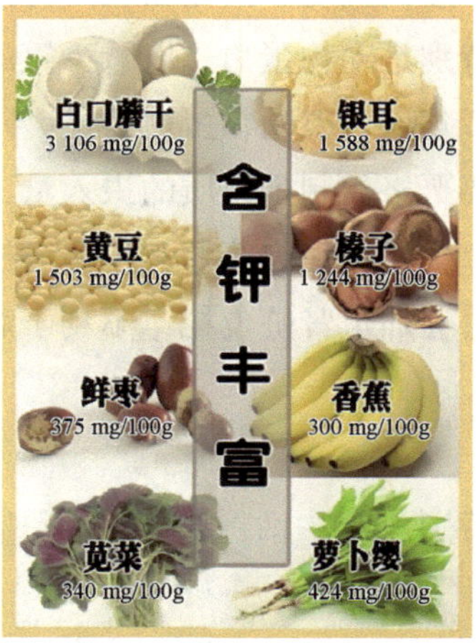
含钾丰富
白口蘑干
3 106 mg/100g
银耳
1 588 mg/100g
黄豆
1 503 mg/100g
榛子
1 244 mg/100g
鲜枣
375 mg/100g
香蕉
300 mg/100g
苋菜
340 mg/100g
萝卜缨
424 mg/100g

图 3-18　含钾丰富的食物

（1）蔬菜：紫菜（1.2 g 钾元素/100 g）、菠菜（558 mg 钾元素/100 g）、土豆（421 mg 钾元素/100 g）、油菜、韭菜、蘑菇等。

（2）水果：香蕉（330 mg 钾元素/100 g）、牛油果（385 mg 钾元素/100 g）、

哈密瓜（259 mg 钾元素/100 g）、橘子、柠檬、杏、石榴、柑橘、柚子等。

（3）豆类：黄豆（1.5 g 钾元素/100 g）、黑豆（1.3 g 钾元素/100 g）、绿豆（787 mg 钾元素/100 g）。

（4）坚果：核桃（450 mg 钾元素/100 g）、腰果（503 mg 钾元素/100 g）、松子（780 mg 钾元素/100 g）。

（5）谷类：燕麦（356 mg 钾元素/100 g）、小米（284 mg 钾元素/100 g）、玉米（262 mg 钾元素/100 g）。

（6）其他：枣、银耳、甜薯、菠萝蜜、椰子水等也是钾的良好来源。

10. 高血脂患者是不是只能吃素?

高血脂患者并不需要完全吃素，关键在于饮食的均衡和控制总热量的摄入，以下是一些饮食建议。

（1）控制脂肪摄入：应减少饱和脂肪和胆固醇的摄入，如动物内脏、肥肉等。建议使用植物油如橄榄油、花生油等代替动物油，但也要注意适量。

（2）适量蛋白质：可以选择脂肪含量低的动物蛋白，如去皮的家禽肉、鱼类等，同时也可以摄入植物蛋白，如豆制品。

（3）高纤维食物：多吃新鲜蔬菜和水果，这些食物含有丰富的膳食纤维，有助于降低血脂。

（4）避免高糖食品：减少单糖和双糖的摄入，少吃甜食，少喝含糖饮料，因为过多的糖分可以转化为脂肪。

（5）适量坚果：虽然坚果含有健康的不饱和脂肪酸，但也应适量食用，因为它们热量较高。

（6）避免酒精：酒精可以提高甘油三酯的水平，对控制血脂不利。

需要注意的是，高血脂患者不能完全依赖饮食来控制血脂，必要时还需结合药物治疗和适当的运动。

11. 胆总管合并胆囊切除术后为什么一吃东西就腹泻？饮食上该注意些什么？

胆囊切除术后出现腹泻的原因主要有以下几个方面。

（1）胆汁流动改变：胆囊切除后，胆汁持续流入肠道，导致胆汁酸浓度降低，影响脂肪的消化和吸收，可引起脂肪泻。

（2）胆汁酸吸收不良：胆囊切除后，胆汁酸的肠–肝循环速度加快，大肠内胆汁酸含量增加，可导致分泌性腹泻。

（3）肠道菌群失调：胆汁酸含量增加可能导致肠黏膜屏障功能受损，引起肠道菌群及其毒素移位，加重腹泻。

（4）饮食因素：术后患者对高脂肪食物的耐受性降低，胆固醇摄入可能加速胆汁酸分泌，导致胆汁酸吸收和排泄障碍，最终导致腹泻。

（5）药物因素：出院带药胆宁片中含有番泻叶的成分，服用后会增加腹泻的风险。

为了缓解腹泻和改善消化状况，可以采取以下饮食措施。

（1）低脂饮食：减少食物中的脂肪和胆固醇摄入量，避免油腻和高脂肪。

（2）少食多餐：避免一次性摄入大量食物，以减轻消化系统的负担。

（3）补充优质蛋白质：多吃鱼、虾、禽肉、豆腐等蛋白质含量高、脂肪含量低的食物。

（4）增加膳食纤维：多吃新鲜蔬菜和水果，以促进肠道健康。

（5）避免刺激性食物：减少辛辣、油炸、生冷和不易消化的食物。

（6）保持水分平衡：腹泻可能导致脱水，因此要确保充足的水分摄入，但要避免一次性大量摄入水分。

（7）药物治疗：如果腹泻严重，可能需要药物治疗，如止泻药、胆汁酸螯合剂或消化酶补充剂。

（8）定期监测：定期检查血脂水平，根据医生的建议调整饮食和生活习惯。

第二节　活动与休息

剧　幕

邵先生以前是位健身达人，现在因为梗阻性黄疸在医院进行了胆道外引流的手术，他静静地躺在病床上，眼神中透露出一丝忧虑。他的身上携带着一根胆道引流管，这让他对未来的生活充满了忧虑。医生说适量的运动可以促进血液循环，增强新陈代谢，从而让身体恢复活力，可以选择适合自己的运动方式和强度，避免过度劳累。当护士来查房时，邵先生轻声地问护士：“小赵，医生说我过两天就可以出院了，我以前每天都要去公园里锻炼身体，有时候还会参加马拉松等运动项目。今天朱医生和我说得带着这根管子出院，现在带着这根引流管我还能运动吗？只能散散步了吗？回去活动了出汗后能洗澡吗？”

1. 如感觉疲劳乏力，这种状态下还能运动吗？

在进行胆道外引流术后，患者常常会感到疲劳乏力，这是正常的现象。这种感觉主要是因为手术后身体需要时间来恢复，同时引流管的存在会对患者的舒适度造成一定的影响。在感觉疲劳乏力的情况下，不建议进行专项运动，建议以自我感觉舒适的室内活动、床上活动为主，辅以休息等。

2. 携管期间能做哪些运动？运动前要做哪些准备？

在携管期间，只要身体状况允许，并且没有出现头晕、心慌等不适症状，可以适当地参与一些较为温和的体育活动，列举如下。

（1）散步：可以选择轻松地散步，不仅可以放松身心，还能促进血液循环。携带引流管散步时需要注意以下几点。

1）穿着舒适：选择宽松、舒适的衣物和鞋子，避免衣物过紧对引流管造成压迫或影响行动。

2）动作缓慢：步伐要缓慢、稳健，避免突然加速或快速行走，防止因脚步不稳而摔倒或牵扯到引流管。

3）观察引流管：留意引流管的位置和状态，确保引流管没有受到牵拉、扭曲或打折。如果发现引流管有异常情况，如脱出、引流不畅等，应立即停止散步，评估后根据情况及时处理。

4）控制时间和距离：初次散步时间不宜过长，可从几分钟开始，根据身体的适应情况逐渐增加散步的时间和距离，避免过度疲劳。

5）选择合适路线：选择平坦、干燥、没有障碍物的路线进行散步，避免走在崎岖不平或湿滑的地面上，以降低跌倒的风险。

6）散步后不要立刻躺下，应先坐下来休息一会儿，让身体逐渐恢复平静，同时仔细检查引流管的情况，确认是否有松动、移位或其他异常情况。

（2）练习太极拳：也是一个不错的选择，它不仅能增强身体柔韧性和平衡感，还能帮助缓解压力。携带引流管期间如果身体状况允许，可以尝试练习一些简化的太极拳动作。太极拳以柔克刚、动作缓慢流畅，较为适合身体处于恢复阶段的人员，但在进行时需要注意以下几点。

1）选择较为宽敞、安全的空间，如周围有障碍物可能牵拉到引流管。练习开始前，先站立平稳，调整呼吸，让自己放松下来。

2）动作上，可以先从简单的起势开始。双脚微微分开，与肩同宽，身体自然直立。然后双手慢慢抬起，如同在抱一个球，感受身体的重心在双脚之间转移。接着进行云手动作，双手在身体两侧缓慢画圆，动作幅度不宜过大，以不牵拉到引流管为宜。

3）野马分鬃也是一个可以尝试的动作，但要注意手臂的伸展不要过度用力。一手上抬，一手下按，身体微微转动，感受身体的协调性。

4）在整个练习过程中，始终保持呼吸均匀、深沉。如果在运动过程中感到任何不适，如疼痛、引流管异常等情况，应立即停止运动，先自我观察，如不缓解可咨询医生的意见。

5）太极拳虽然动作较为舒缓，但对于携带引流管的人来说，仍需谨慎进行，根据自身情况适当调整动作的幅度和强度。

（3）轻体力家务：如洗碗、叠衣服、整理桌面等，不仅能帮助保持日常生活的自理能力，还能在轻松的环境中活动身体。在进行家务活动期间，需要注意以下几点。

1）动作轻柔缓慢：无论进行什么家务，不能有过大的动作，比如拿取物品时，不要猛地伸手去够，而是平稳地移动身体去拿。

2）保护引流管：做事前先检查引流管的固定情况，可以将引流管妥善固定在衣服上相对安全的位置。如出现不适，及时查看引流管的情况，避免引流管被家具、物品勾到或碰到，减少意外脱管的风险。

3）适时休息：不要连续长时间做家务，应每隔一段时间就停下来休息一会儿，观察引流管的情况以及自己的身体感受。如感到疲劳或不适，立即停止做家务。

4）确保空间整洁、无杂物：减少因地面杂乱而导致跌倒的可能性。

5）有条件时家人陪伴：如果可能，做家务时最好有家人在旁边陪伴，以便在出现意外情况时能及时得到帮助。

总之，在确保安全的前提下，适当的运动对身体恢复是非常有益的。

3. 携管期间不适合做哪些运动?

（1）避免肢体幅度过大的运动：如跑步、踢球、跳广场舞等。在进行这些运动时，导管容易发生移位甚至滑脱，原因主要有以下几点。

1）直接拉扯的影响：当肢体大幅度活动时，身体的肌肉、骨骼和关节会产生较大的运动幅度，如果引流管固定在身体的某个部位，而肢体的运动方向与引流管的方向不一致，就会对引流管产生直接的拉扯力。例如，手臂大幅度上举时，可能会通过固定引流管的部位（一般为腹部）对引流管产生向上的拉力。这种拉力如果超过了引流管固定装置的固定能力，就会导致引流管移位。

2）身体惯性的影响：肢体大幅度快速运动时，会产生惯性。身体的其他部分会在惯性的作用下继续保持原来的运动状态，而引流管由于固定在身体上，可能无法完全跟随身体运动。这样引流管和固定部位之间就会产生相对运动，从而导致引流管移位。例如，突然转身或快速奔跑时，身体的惯性会使引流管受到瞬间的冲击力，容易使其从原来的位置滑脱或移位。

3）皮肤和软组织拉伸的影响：肢体大幅度活动会使皮肤和软组织发生拉伸和变形。如果引流管固定在这些组织上，它们的变形会改变引流管的位置和角度。

4）肌肉收缩和放松的影响：肢体活动时，肌肉会不断地收缩和放松。肌肉的收缩会对周围的组织产生压力，可能会挤压引流管；而肌肉的放松则会使组织松弛，可能会导致引流管固定不牢。

5）胶带或敷料发生脱落的因素：肢体大幅度活动可能会使固定引流管的胶带或敷料脱落。胶带受到反复的拉伸和摩擦后，黏性会降低，容易从皮肤上脱落；敷料在外力的作用下，也可能会移位或松动。一旦固定装置失去作用，引流管就很容易移位。

6）固定夹或缝线发生松动的因素：如果引流管是通过固定夹或缝线固定在身体上的，肢体大幅度活动可能会使这些固定装置松动。固定夹在受到外力的冲击时，可能会变形或松开；缝线在组织的拉伸和摩擦下，可能会断裂或松动。这样就会导致引流管失去固定，发生移位。

（2）避免增加腹内压的动作：如仰卧突然坐起、蹲下快速站起、提举物品等（图 3-19）。

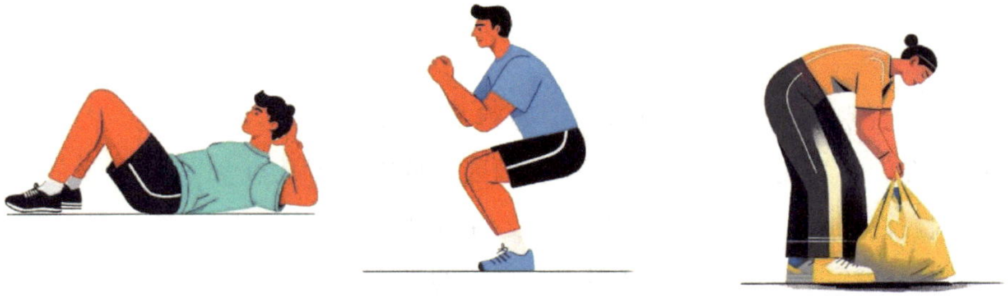

图 3-19 易致腹内压增高的动作

原因主要有以下几点。

1）引流管被向外推挤：当腹内压升高时，腹腔内的压力会向各个方向传导。对于胆道引流管来说，这种压力会直接作用在引流管上，产生向外推挤的力量。如果引流管的固定不牢固，其就很容易在这种外力的作用下被推出体外，从而导致滑脱。

2）引流管被拉扯：腹内压增加可能会使腹腔内的器官发生位移或变形。这些器官的移动可能会拉扯到与之相连的胆道引流管，导致引流管受力改变，引起滑脱。

3）固定部位的稳定性受到影响：引流管通常是通过医用胶带、固定夹等材料固定在身体上的。当腹内压升高时，皮肤和组织会受到更大的压力，可能会导致固定材料松动。例如，医用胶带可能会因为皮肤的拉伸而失去黏性，固定夹可能会因为压力而变形或松开，从而使引流管失去固定，容易滑脱。

4）组织水肿：腹内压增加还可能导致周围组织水肿。水肿会使固定引流管的部位变得松软，降低固定的稳定性。同时，水肿的组织也可能会对引流管产生一定的挤压作用，使引流管的位置发生改变，增加滑脱的风险。

5）改变引流管的位置和角度：腹内压升高会使腹腔内的器官位置发生变化，进而影响到胆道引流管的位置。引流管可能会被挤压或拉扯到不同的位置，使其原本的固定点失去作用。例如，原本固定在腹部的引流管可能会因为腹内压的增加而被推挤到一侧，导致固定不牢而滑脱；腹内压的增加还可能改变引流管的角度，造成引流管扭曲或弯曲，导致引流不畅，这种状况不仅会影响引流效果，还会增加引流管滑脱的风险，角度的变化会使引流管在固定部位承受更大的应力，容易导致固定松动。

4. 推荐的饭后运动有哪些？

饭后可以进行一些温和且安全的运动，以促进身体恢复和提高生活质量，同时术后的康复运动应遵循循序渐进的原则，逐渐增加运动的强度和时间，以下是一些饭后运动的建议。

（1）散步：散步是一种低强度的有氧运动，有助于促进血液循环和消化系统的功能。可以在饭后 30 分钟至 1 小时后开始，选择平坦、安全的路线，进行适度的散步。

（2）温和的拉伸：进行一些温和的拉伸运动，如颈部、肩部和背部的拉伸，可以帮助缓解术后可能产生的肌肉紧张和僵硬。

（3）呼吸练习：深呼吸练习有助于改善肺功能和缓解压力，可以尝试腹式呼吸或缓慢的吸气呼气练习。

（4）瑜伽：一些温和的瑜伽动作，如猫牛式、婴儿式、蝴蝶式等，可以帮助提高身体的柔韧性和平衡性，同时也有助于放松和减压。但在进行瑜伽前，最好先咨询医生或物理治疗师的建议。

（5）上肢锻炼：可以进行一些上肢的温和锻炼，如使用弹力带进行手臂的屈伸练习，以增强上肢的力量。

（6）太极动作：可以选择一些简单易学的太极招式，如站桩、云手等，进行温和的练习。这些动作有助于提高身体的柔韧性和平衡性，同时不会对引流管造成过大影响。

（7）八段锦动作：选择八段锦中较为温和的动作，避免剧烈的拉伸和扭转，以免对手术部位造成不必要的压力或损伤。

5. 运动时如何放置引流袋及引流管？

（1）固定于身体：可以使用专用的引流袋固定带，将引流袋固定在身体的合适位置，如腰部、大腿外侧等。固定带要调整到合适的松紧度，既不能过紧影响血液循环，也不能过松导致引流袋晃动（图 3–20）。

（2）固定于衣物：如果没有固定带，可以利用衣服上的口袋或特制的衣服或用别针将引流袋固定在衣服上。但要注意别针的使用安全，避免刺伤自己（图 3–21）。

（3）挎包放置：选择合适的挎包挎于置管侧，将引流袋置于包内，有助于解放双手（图 3–22）。

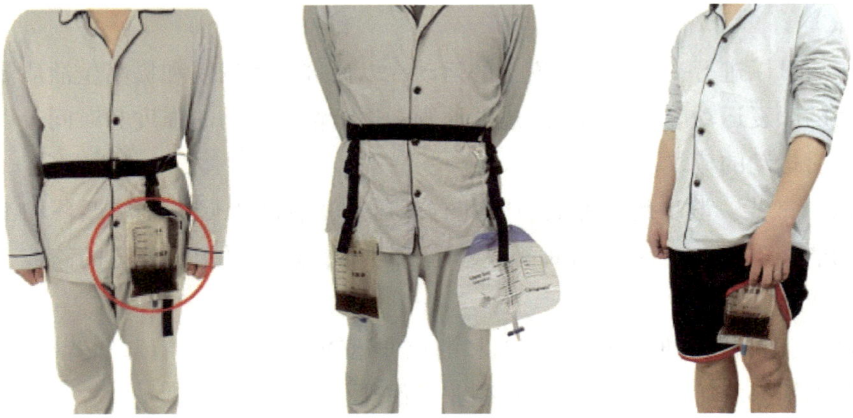

图 3-20　引流袋固定于身体图例

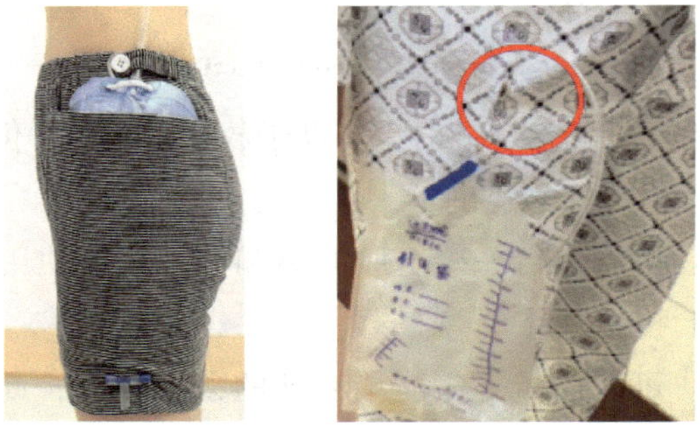

图 3-21　引流袋固定于衣物图例

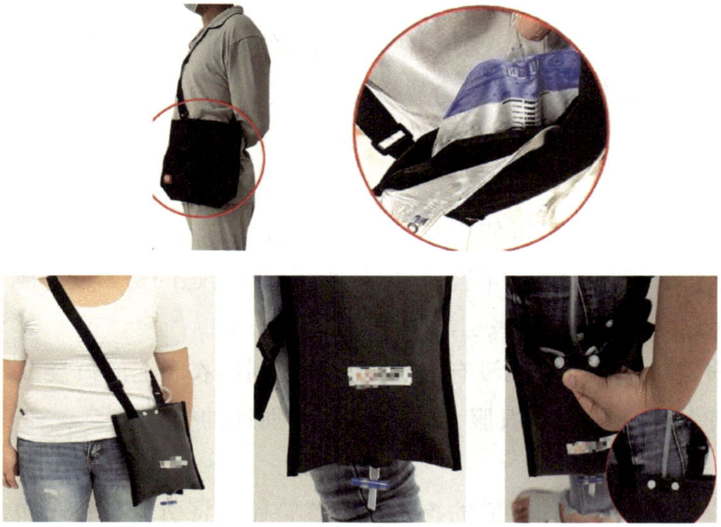

图 3-22　引流袋固定于挎包图例

6. 携管期间，适合穿哪些衣服？

在携带胆道外引流管期间，建议选择宽松、柔软且透气性良好的棉质衣物。这样做的目的是尽量减少衣物对皮肤的摩擦和刺激。避免穿着过于紧身或含化纤类的衣物，导致皮肤不适或发生过敏反应。

在挑选衣物时，应选择那些易于穿脱的款式。这样的设计可以方便在更换伤口敷料或在活动后需要检查管路情况时，能够轻松地查看和操作。易于穿脱的衣物可以大大减少处理这些医疗程序时的不便。

在选择衣物时，可以考虑那些衣服下方带有口袋的款式。这样的设计可以更方便固定引流袋，将引流袋放置在衣服下方的口袋中，不仅可以保持引流袋的稳定，还可以避免引流袋在日常活动中晃动或移位，从而确保引流顺畅和安全。

7. 携管期间可以洗澡吗？有什么办法保护引流管？

在携管治疗的期间，是可以洗澡的。在洗澡之前，应做好局部防水准备。为了确保伤口及其周围的敷料不被水浸湿，从而影响伤口的愈合，建议使用防水无菌贴膜、专用防水保护套或食品保鲜膜等物品对伤口及其周围的敷料进行仔细的保护，洗澡时须有效地防止水分渗透，避免对伤口造成不必要的干扰。

在洗完澡后，应立即去除之前贴上的防水保护物品，并对敷料进行仔细的检查。检查过程中，需要确认敷料是否仍然干燥、清洁。如果发现敷料有潮湿或污染的情况，应立即进行更换，更换时按照敷料更换的步骤实施。

8. 洗澡的具体方式有哪些？盆浴、坐浴，还是淋浴？

在洗澡的过程中，可以根据个人喜好和实际情况选择不同的沐浴方式。可以选择擦浴，这种方式简单方便，适合各种环境；也可以选择淋浴，淋浴可以更好地清洁身体，同时也能享受到水流带来的放松感。淋浴时可以使用花洒，但是应避免水流直接冲击穿刺处的敷料和导管，这是因为直接的水流冲击可能会导致敷料松动引起脱管。

避免使用盆浴和坐浴的方式，因为这两种方式会使导管长时间浸泡在热水中，从而对导管的材质产生不良影响，进而可能影响导管的使用寿命。

9. 家里的床和病房的床不一样，没有挂钩，睡觉时引流袋要如何安置呢？

家里的床没有挂钩，建议在床旁放置一个小矮凳，把引流袋放在小矮凳上，凳子的高度低于引流出口处 20 ~ 30 cm，睡觉时尽量平卧或者向有小矮凳的方向侧卧。也可以网购一个粘贴式挂钩粘于床边，将引流袋放置于挂钩上。夹管期间可以直接把引流袋放置在床上。

在准备睡觉时，可以佩戴好专用腹带，这样做是为了确保熟睡期间衣物不会对穿刺部位产生不必要的摩擦，从而保护引流管和伤口，避免睡梦中无意识的抓挠碰触到伤口或引流管，甚至牵拉出引流管。

睡前务必确认引流管和引流袋的固定情况及留置的长度。在固定引流管时，要确保从固定末端到引流袋前端预留出至少 60 cm 的长度，这样做的目的是防止在翻身或活动时引流管意外脱出。如果发现预留的长度不够，可以在医护人员的指导下，使用医用三通延长管来增加所需的长度，以确保引流管的稳定性和安全性。

在放置引流袋时，请确保引流袋的位置低于伤口处 20 ~ 30 cm。这样做是为了防止引流袋内的液体因为重力作用而倒流回伤口，从而避免可能引起的感染或其他并发症。此外，睡前请及时倾倒掉引流袋内的液体，尤其是在液体积聚较多时，以防止夜间因液体过多而牵拉或压迫管路。

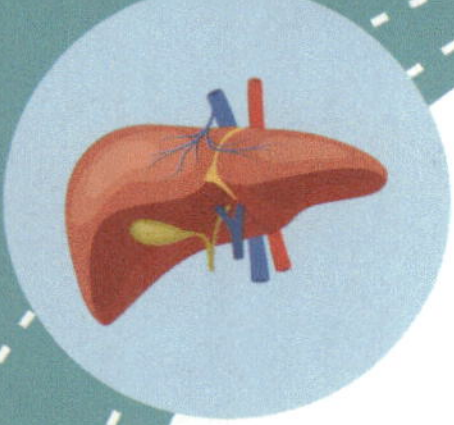

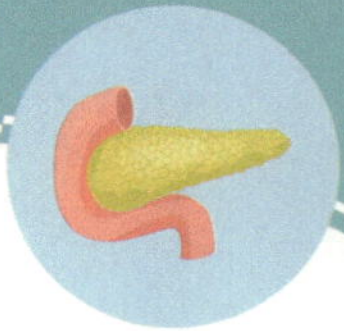

第四篇

居家管理与社会交往阶段

第七章 夹管、换管与拔管

第一节 夹 管

剧 幕

曹伯伯得了胆管结石。在医院里，他经历了腹腔镜胆管切开取石及T管引流手术，虽然手术效果良好，结石被成功取出，但后续的T管居家护理却让他犯了难。需要在家携带T管近1个月时间，在此期间需进行夹管操作，并自行更换引流袋，这一系列操作让他感到十分头疼，不知所措。

曹伯伯的不安护士全都看在眼里，护士们都非常关心他。曹伯伯在住院期间得到了责任护士的全力帮助。护士们不仅不间断地进行宣教，还发放了《胆道外引流管路宣传手册》，耐心地指导他如何正确护理T管。从如何正确夹管，到如何更换引流管，每一个细节都讲解得十分详尽，这让曹伯伯逐渐放下心来，慢慢掌握了这些护理技巧。

为了更好地帮助曹伯伯进行居家护理，护士还将他加入肝胆胰外科带管出院患者群。这个群为他提供了一个随时咨询专业医生和护士的平台，无论他在护理过程中遇到什么问题，都能在这里得到及时的解答和帮助。此外，肝胆胰外科管路护理门诊也为带管出院且居家护理有难度的患者提供了专业的服务，这无疑为曹伯伯的康复之路增添了更多的保障。

如今，曹伯伯已经能够熟练地在家中自行护理T管，这些曾经使他感到烦恼的操作已经变得得心应手。他感慨地说："多亏了医生和护士的悉心帮助和指导，让我能够掌握这些护理技巧。"曹伯伯的经历告诉我们，在面对疾病和困难时，只要我们有耐心，在专业人员的帮助下，就有可能战胜它们。

1. 什么时候开始夹闭T管?

放置T管后10～14天的期间内，若未出现腹痛、发热及黄疸等不适症状，那么可以按照医生和护士的详细指导，稳妥地开始进行夹管操作，特殊情况除外。如炎症情况相对严重或是患者年龄偏大，为确保安全与稳妥，可以来院就诊，根据医生的专业评估与建议，酌情将夹管操作的起始时间适度向后推迟。

2. T 管夹闭具体怎么操作?

T 管夹闭过程一般分为 3 个阶段。

（1）初始阶段：在开始进行夹管操作时，需要严格控制每次夹管的时间。具体来说，夹管应从用餐前 1 小时开始，持续至餐后 1 小时。这一阶段是适应期，患者需逐渐习惯夹管的存在，并观察身体对此的反应。

（2）过渡阶段：经过 2~3 天的初步适应后，若患者未出现任何不适症状，便可进入过渡阶段。此时，夹管的时间可适当延长，白天保持夹管状态，晚上则开放管道，以便于休息与恢复。

（3）全天阶段：再过 2~3 天，若患者继续保持良好的适应状态且未出现任何不适，便可进入全天夹管阶段。在这一阶段，需全天保持夹管状态，以进一步巩固治疗效果并促进身体的康复。整个过程中，需密切关注自身的不适症状，以确保治疗的安全与有效。

剧 幕

曹伯伯严格按照护士的专业指导，在出院后的第 10 天开始夹闭导管。夹管的第 1 天，他感觉到腹部有些胀痛不适，于是立刻将这一情况告知了家人。家人听后都有些紧张，连忙协助他打开了引流管，腹胀的症状这才逐渐缓解。经过 3 天的观察和调整，曹伯伯再次尝试夹管，这次进行得非常顺利，没有再出现腹胀的情况。

3. T 管夹闭过程中会有哪些不舒服?

T 管夹闭过程中如果胆汁的循环尚未恢复到正常，患者可能会出现一系列不适症状，具体症状包括发热、畏寒、恶心、呕吐、腹胀、腹痛及黄疸等。

面对这些症状，需要根据不同情况采取不同措施。例如，如果仅仅是腹胀，可以考虑推迟 2~3 天再进行下一阶段的治疗或检查，以便给身体更多的恢复时间。如果出现发热、腹痛或黄疸等症状，则应立即暂停夹管等相关操作，因为这些症状可能表明身体尚存在较严重的健康问题。

总之，在面对这些症状时，应保持警惕，密切观察身体状况。对于症状较轻的情况，可以根据医护人员的指导适当调整治疗计划；而对于症状严重者，则需要及时就医，以便得到专业的诊断和治疗。

4. T 管夹闭过程中出现哪些情况时需要停止夹管？

T 管夹闭期间注意观察有无发热、畏寒、恶心、呕吐、腹胀、腹痛、黄疸等情况，一旦发生，应开放引流并告知医护人员。

5. 为什么早上开放 T 管胆汁颜色比较浓，晚上开放颜色就比较浅？

出现这种现象是由于胆汁的分泌量和浓度会随着时间的变化而呈现出不同的状态。在早上 T 管放开时，可以观察到胆汁的状态相对较为浓稠，这主要是因为经过了一整夜的休息，胆汁在胆囊内停留的时间较长，导致其浓度相对较高。而到了晚上，胆汁的颜色则会呈现出较浅的绿色，这是因为白天进食后，胆汁的分泌量会相应增加，新分泌的胆汁颜色比较浅。同时，经过一天的进食和胆汁的不断循环，胆汁中的成分会得到一定程度的稀释，从而使得其颜色变得相对较浅。

剧　幕

老袁因为胆结石伴急性胆囊炎做了 PTGD，并外接了一个引流袋引流胆汁。老袁术后恢复良好，医生查房时表示他可以携管出院回家休养，待 1 个月后炎症消退再行手术切除病变的胆囊。医生和护士嘱咐了很多注意事项，包括回家后如何自我观察、自我照顾等。这次住院有惊无险，及时处理了老袁的危急情况，有效缓解了疼痛和发热的症状，老袁心情甚是愉悦。出院后在家待了两天后老袁觉得很无聊，便到公园和朋友遛弯儿叙旧。老袁觉得引流袋一直挂着不方便，也有点儿影响形象，所以非常希望把引流管夹闭，早点取掉引流袋。这不，今天老袁在网上看到有人提到夹管可能对恢复有好处，想想出院时医生和护士怎么没有叮嘱自己这么做呢？琢磨了一下，老袁就自己把引流管夹上了。可是没过多久，他就感觉腹部有些胀痛，还有点恶心，老袁心里很害怕，赶紧联系自己住院时的床位护士小赵。护士小赵告诉老袁，PTGD 术后不能随意进行夹管。老袁听了小赵的讲解，终于明白了。他懊恼地说："我以后再也不自作主张了，有疑问及时联系医生和护士。"

6. PTGD 管引流量较少时是否可以拿掉引流袋，直接夹闭引流管？

即使 PTGD 管中的引流液很少，甚至呈现出一种微不可见的状态时，通常也不建议患者擅自将 PTGD 管外接的引流袋拿掉。是否可以夹闭引流管，需要综合考虑引流液减少的原因、患者的症状、实验室检查和影像学检查结果。首先需排除导管问题，确认导管通畅，可通过影像学确认导管位置正常。此时若患者状况稳定，体温正常、无腹痛、胆汁呈清亮黄绿色，且连续 24 小时的引流量<50 mL，实验室指标（如白细胞、胆红素等）恢复正常，影像学检查（超声、CT 等）显示胆囊缩小，周围炎症吸收，须由医生根据情况作出决定，逐步试行夹管，患者不可自行操作。若擅自夹闭引流管，可能导致胆囊内压力再次升高，胆囊扩张，加重炎症或诱发穿孔；也可能使胆汁淤积、细菌繁殖，导致病情反复。若胆囊仍然肿大或存在结石及其他梗阻因素，此时夹闭不安全。

总之，夹管的决策与手术计划相关，若即将进行下一步的手术治疗，一般情况下不需要夹管。

剧 幕

黄先生因为梗阻性黄疸做了胆道外引流及胆道内支架置入手术，术后身上多了一根胆道引流管。刚开始，那根管子让他很不适应，总觉得自己像是个被束缚住的人。出院后 2 周左右，黄先生去医院复诊。医生询问了黄先生的出院恢复情况，并通过验血检查了肝功能，嘱咐黄先生可以进入夹管期了。门诊护士仔细地向他和家人解释夹管的注意事项。黄先生心里既紧张又期待，一方面担心夹管期间出现新的问题，另一方面又期待能早点摆脱这根管子，就积极按照护士说的做。今天早上黄先生夹闭导管之后，就去做家务了。一开始没什么感觉，可到了中午，他觉得肚子有点隐隐作痛，还以为是自己饿了，就没在意，继续忙着做饭。等到饭菜做好，黄先生准备吃饭的时候，腹痛越来越明显，而且他还感觉有点恶心。这时他才意识到可能是夹管出了问题，赶紧给医生打电话。医生询问了夹管的时间和身体的症状后，告诉黄先生可能是夹管时间过长，胆汁淤积导致的不适，让他马上打开引流管的开关进行引流。黄先生立即打开开关，过了一会儿，腹痛逐渐减轻，恶心的感觉也慢慢消失了。

7. PTBD 管需要夹管吗？

（1）对于置入胆道支架的患者，经过医生的评估，在术后可以进行夹管训练，原因主要是：胆道支架的支撑作用可以保持胆道的开放，促进胆汁流向肠道，维持胆汁的正常流动，防止胆汁淤积、减轻胆道系统的压力。

（2）对于仅进行了单纯胆道外引流手术，即体内没有放置胆道支架的患者，则不能进行夹管操作，原因主要有以下几点。

1）维持胆道压力平衡：正常情况下，胆汁不断由肝脏产生并排入胆道系统，最后进入肠道参与消化过程。当胆道系统存在病变或梗阻时，放置引流管可以持续引出淤积的胆汁，降低胆道内压力。如果贸然夹闭引流管，胆汁无法排出，会使胆道压力迅速升高，可能导致肝脏受损，出现肝细胞水肿、坏死等情况，严重影响肝脏功能。

2）防止胆汁淤积引发感染：胆汁淤积在胆道内，容易滋生细菌，引发胆道感染，出现发热、腹痛、黄疸加重等症状。持续引流可以减少胆汁在胆道内的停留时间，降低感染风险。而未放置胆道支架的患者，胆道通常存在一定程度的梗阻或不畅，夹闭引流管会加重胆汁淤积，大大增加感染的可能性。

3）肝脏负担加重：胆汁排泄不畅会使肝脏内的胆汁酸等代谢产物堆积，加重肝脏的代谢负担。长期如此，可导致肝功能进一步恶化，出现黄疸持续加重、凝血功能障碍等严重后果。

8. PTBD 管夹管期间有哪些要特别注意的方面？

（1）注意每日夹管的时间及夹管期间的症状。每次夹管时间从用餐前 30 分钟开始至餐后 2 小时，如无不适，逐渐延长每次夹管时间，直至全天夹管。夹管期间，密切观察有无腹痛、腹胀、发热等症状。如果出现这些症状且比较严重，需要开放引流并观察，不能缓解时应及时来院就诊。

（2）注意观察引流管及周围情况。查看穿刺伤口有无因夹管后压力增高引起渗血、渗液及周围皮肤有无红肿、压痛等感染迹象。

（3）注意引流管是否固定在位、外露刻度有无改变。避免引流管受到牵拉、扭曲，防止其移位或者脱落。

9. PTBD 管在什么情况下要中止夹管？

由于夹管后胆汁不能进行外引流，只能依靠内引流流向肠道参与食物消化的过程，当内引流不顺畅时，就可能发生胆汁淤积，引起胆道内压力升高，导致腹痛、发热、黄疸加重等情况。夹管期间如果感到身体不适，出现发热、畏寒、恶心、呕吐、腹胀、腹痛等症状，应立即停止夹管，并保持引流通畅。如果这些症状在采取措施后仍然无法缓解，或者情况在恶化，请务必到医院就诊。

第二节　换管与拔管

剧　幕

王奶奶患有胆管疾病，医生为她放置了 PTBD 管进行外引流。一开始，王奶奶和家人都很重视术后的护理，按时去医院复查，遵循医生的各项嘱咐。然而，随着时间的推移，王奶奶的身体状况逐渐稳定，她和家人也慢慢放松了警惕。日子一天天过去，王奶奶忘记了 PTBD 管是有使用期限的，需要定期更换。王奶奶的脸色又开始变得有些发黄，整个人看起来没什么精神。有一天，王奶奶突然发起了高烧，还伴有剧烈的腹痛，这可把家人吓坏了。他们赶紧把王奶奶送到了医院。医生经过详细的检查后，判断是 PTBD 管老化了，导致胆汁无法通过 PTBD 管正常引流，引起了一系列的症状。医生立即为王奶奶安排了更换 PTBD 管的手术，并进行了对症治疗。王奶奶在医院里住了一段时间，经过医护人员的精心照顾，身体才逐渐恢复。从那以后，王奶奶和家人对她的健康问题更加上心了，每次去医院复查都认真向医生咨询各种注意事项，再也不敢掉以轻心了。

1. 需要长期留置 PTBD 管者，多久要更换一次？为什么需要换管？

PTBD 管置入后，通常情况下每隔 3~6 个月需更换引流管。更换引流管主要有以下原因。

（1）防止感染。

1）细菌滋生：随着时间的推移，引流管表面可能会滋生细菌。即使在严格的无菌操作下插入引流管，周围的皮肤、空气及胆汁中的细菌也可能逐渐附着在引流管上。长期不更换引流管，细菌数量可能会不断增加，增加感染的风险。例如，常见的革兰阴性菌如大肠埃希菌、克雷伯菌等可能在引流管周围繁殖，引起局部炎症甚至全身感染。

2）堵塞与反流：引流管在使用过程中可能会被胆汁中的沉淀物、结石碎片或坏死组织堵塞。当引流管部分或完全堵塞时，胆汁可能会反流，将细菌带入胆道系统，引发感染。更换引流管可以清理堵塞物，保持引流通畅，降低感染的可能性。

（2）维持引流效果。

1）引流管老化：长时间使用后，引流管可能会出现老化、变硬、变形等情况。这会影响引流管的柔韧性和弹性，使其难以适应身体活动，容易导致引流不畅。例如，老化的引流管可能会在弯曲处出现折痕，阻碍胆汁的流动；变硬的引流管可能会对周围组织造成压迫，影响局部血液循环。

2）位置改变：在活动过程中，引流管可能会发生移位，导致引流位置不准确。此外，随着病情的变化，胆道的位置和形态也可能发生改变，原来的引流管可能无法有效地引流胆汁。更换引流管可以根据患者的具体情况调整引流位置，确保引流效果。

（3）保证舒适度和安全性。

1）皮肤刺激：长期携带引流管会对周围皮肤造成刺激，引起瘙痒、红肿、疼痛等不适。引流管与皮肤接触的部位容易出现湿疹、溃疡等皮肤问题。更换引流管可以减少对皮肤的刺激，提高舒适度。同时，及时处理皮肤问题可以降低感染的风险，保证患者的安全性。

2）意外受损：引流管可能会因为意外情况而受损，如被不小心拉扯脱出或半脱出、折断或刺破。这些情况下引流管无法正常引流胆汁，还可能对患者造成伤害。及时更换受损的引流管可以避免进一步的并发症。

2. 更换 PTBD 管是在门诊还是需要住院？要提前准备什么吗？

更换 PTBD 管需注意以下几点：

（1）如果需要进行 PTBD 管换管手术，那么必须办理住院手续。因为更换

PTBD 管有感染风险，住院便于术后观察有无发热、腹痛等情况，也便于医护人员及时发现和处理可能出现的出血、胆汁漏等并发症。

（2）在办理住院手续之前，请确保已经准备好所有必要的证件，包括医保卡和身份证等。这些证件对于完成住院手续是必不可少的。此外，为了确保住院期间的舒适和便利，还需要准备好一些生活用品，如个人洗漱用品、换洗衣物、防滑鞋等日常用品以及测量引流量的量杯等器具。

3. 更换 PTBD 管需要做造影吗？为什么要做造影？

更换 PTBD 管时，推荐在 X 线或超声引导下注入造影剂，以明确胆道解剖结构和引流管位置。

需要造影的原因有以下几种。

（1）精准定位引流管：通过造影可清晰显示胆管分支、梗阻部位及肝内血管走行，防止引流管误入血管或肝实质（避免出血、胆漏）。根据造影结果调整引流管深度和角度，确保其头端位于目标胆管（如左/右肝管或跨越狭窄段）。

（2）评估胆道病理状态：明确梗阻原因，造影可动态观察胆道狭窄程度、结石残留情况、肿瘤占位或胆管炎范围，指导后续治疗（如支架置入或取石）。通过对比造影剂流向和引流速度，确认胆汁引流通畅性（如是否需要更换更粗的引流管）。

（3）排除并发症：早期发现胆漏/出血，造影剂外溢提示胆管损伤或肝包膜破裂，需及时处理。若胆道内见絮状充盈缺损或造影剂滞留，可能提示胆泥淤积或化脓性胆管炎，需加强抗感染治疗。

（4）动态指导操作：在 X 线透视下，可观察造影剂流动方向，决定是否需更换为内外联合引流。

4. 如果更换 PTBD 管，是原位更换吗？

是否原位更换 PTBD 管通常由以下因素决定。

（1）患者病情：

1）胆管状况。如果原位置胆管没有出现严重的狭窄、堵塞、炎症或其他病变，且能够保证新管放置后胆汁引流顺畅，一般会考虑原位更换。例如，通过影像学检查（如超声、CT 等）发现胆管在原引流管周围结构正常，没有新的结石形成或组织增生阻碍引流，就更倾向于原位更换。

2）感染情况。若原位置没有明显感染迹象，如局部皮肤无红肿、发热，引流液细菌培养结果为阴性，原位更换相对安全。但如果存在局部感染，可能需要先控制感染再决定是否原位更换，或者根据感染程度和范围考虑更换位置以避开感染区域。

（2）原引流管情况：

1）功能状态。检查原引流管是否通畅，引流效果是否良好。如果引流管功能基本正常，只是达到了更换周期，原位更换的可能性较大。

2）固定与位置。观察原引流管在体内的固定是否牢固。如果引流管固定良好，没有移位，且位置符合引流要求，原位更换操作相对简便且能保证引流的准确性。反之，如果引流管发生了移位，导致引流不畅或对周围组织造成了不良刺激，可能需要调整位置或重新选择合适的位置放置新管。

（3）医生经验与技术：

1）操作熟练度。医生对原位更换操作的熟练程度会影响决策。如果医生在该部位有丰富的操作经验，能够熟练地进行原位更换且有信心处理可能出现的问题，会更倾向于选择原位更换。

2）替代方案评估。医生会根据自己的技术能力和对患者具体情况的判断，评估其他替代更换位置的可行性和风险。如果有更合适的替代位置，并且医生认为在该位置放置新管能够更好地解决患者的问题，同时自身具备相应的操作技术，也可能会选择非原位更换。

（4）医院设备与条件：

1）影像支持。医院具备先进的影像设备和技术，如实时超声引导、数字减影血管造影（DSA）等，能够在更换过程中更准确地观察胆管和原引流管的位置，以及新管放置的情况，这对于原位更换的决策和操作都有很大帮助。如果影像支持不足，医生可能会更谨慎地考虑原位更换，以免出现误操作。

2）器材供应。医院有合适规格和型号的PTBD管及相关配套器材用于原位更换也是一个重要因素。如果原位更换需要特殊类型的引流管，但医院暂时缺少相关器材，医生可能会选择其他可行的更换方案或等待器材供应到位后再进行更换。

剧 幕

林先生因为严重的胆道梗阻接受了PTBD手术。之后，他带着PT-

BD 管生活，心中一直盼望着能早日拔掉它。随着时间的推移，林先生的身体状况逐渐改善。他定期去医院复查，每次都急切地询问医生什么时候可以拔管。医生在仔细观察他的各项检查指标和身体恢复情况后，告诉林先生，拔管需要满足一定的条件并且要做好相应的准备工作。

5. PTBD 管在什么情况下可以拔除？

对于内外引流的患者，根据临床症状、体征和胆红素改善情况，可于术后 3~7 天开始，在医生指导下，试行夹闭 PTBD 管。每次夹管时间从用餐前 30 分钟开始至餐后 2 小时结束，如无不适，可逐渐延长每次夹管时间，直至全天夹管。夹管期间自我观察有无发热、畏寒、恶心呕吐、腹胀腹痛等症状，一旦出现上述症状，应开放引流并立即告知医护人员。完全夹管 1~2 周后，无不适症状发生，再经造影确认支架膨胀良好可考虑拔管。

支架植入后拔除引流管的时机掌握：一般不主张在支架植入后立即拔除引流管，留置引流管除可尽快引流胆道内的结石碎屑和血块等、利于保持支架通畅外，也为在某些情况（如支架扩张不满意）下再次进行胆道介入操作保留了通道。例如，植入胆道支架过程中发现胆汁清亮，支架扩张满意，医生会选择留置 5F 造影导管，24 小时后可拔除导管。如医生选择留置 8F 以上引流管，拔管时间则应延至 7~10 天后。

6. PTBD 管拔除前需要做哪些准备？

在拔除 PTBD 管之前，需要与医生密切配合，完成一项重要的检查，即造影检查。为了确保造影检查的顺利进行，需要做好以下几项准备工作。

（1）需要进行自身的准备。务必更换上专门为手术准备的衣裤，以确保手术过程中的舒适和方便。同时，需要取下身上所有的首饰，包括项链、手表等，以避免在手术过程中造成不必要的干扰或损伤。此外，如果佩戴了活动性假牙或助听器等辅助设备，也要将它们取下。

（2）需要进行饮食方面的准备。建议在造影检查前可以进食少量的清淡饮食，以保持身体的基本能量需求。请注意，尽量避免食用油腻的食物或吃得过饱，因为这些情况可能会对检查结果产生不利影响。

（3）需要做好药物方面的准备。根据医嘱，可正常服用降压药以保持血压的稳定状态。

剧　幕

当医生小心翼翼地拔掉林先生的PTBD管时，林先生心里既有解脱后的轻松，又有对拔管后生活的一丝担忧，他想知道拔除PTBD管后的注意事项有哪些。护士给他进行了耐心的讲解。

7. PTBD管拔除后的注意事项有哪些？

在拔除PTBD管之后，需要特别留意以下几个方面，以确保伤口的顺利愈合和避免潜在的并发症。

（1）在拔管后的24小时内，务必保持伤口部位的清洁和干燥。请尽量避免用手抓挠伤口，以免引起感染。在洗澡时，应特别注意不要让水流直接冲击穿刺点，可以用湿毛巾轻轻擦拭周围区域，但要确保穿刺点本身保持干燥，以防止细菌侵入和感染的风险。

（2）拔管后，需要密切观察穿刺部位的情况。留意是否有出血、渗液或其他异常的迹象，例如穿刺点周围出现红肿、疼痛或发热等症状。如果发现任何异常情况，应立即告知医护人员，以便及时采取相应的处理措施，确保自身的健康安全。

（3）在短期内，尽量避免进行剧烈的体育活动或重体力劳动。这是因为这些活动可能会对穿刺部位造成不必要的压迫或损伤，延缓伤口的愈合过程。尽量选择一些轻度活动，如散步或简单的家务劳动，以保持身体的适度运动，同时避免给穿刺部位带来过度的负担。

剧　幕

小谢年纪轻轻却得了肝内胆管结石，但幸运的是，专业医生迅速介入，以深厚的医学知识和丰富的临床经验，为小谢制订了微创治疗方案——经皮经肝穿刺胆道镜取石术（PTCS术）。医生先是通过手术为小谢放置了PTBD管，建立了皮肤与肝内胆管之间的通道，而后医生进行分次扩张换管，伸入胆道镜分次碎石取石。在医生的精心治疗和家人的细心照料下，小谢积极配合各项治疗措施。随着治疗的推进，最终在医生的努力下，所有结石都被成功取出。小谢终于得以康复出院，重新回到她热爱的工作和生活之中。

8. 肝内胆管结石患者放置了 PTBD 管用于胆道镜取石，因引流管比较细，需要逐步换管。一般多长时间更换 PTBD 管？需要更换几次？

一般情况下，放置了 PTBD 管用于胆道镜取石时每 1~2 周进行换管，需要更换 1~2 次。更换时一般是原位更换，需要住院，换管后需要取石 1~2 次能取净结石，部分结石位置较深的患者需要取石 3~4 次。

剧 幕

杨阿姨经历了腹腔镜胆管切开取石及 T 管引流手术，术后效果良好，结石被成功取出。在经过将近 1 个月的严谨夹管试验之后，杨阿姨在家人的陪同下再次前往门诊进行复查，结果显示各项指标均已恢复正常，医生认为杨阿姨已经可以考虑拔除体内的 T 管了。听到这个消息，杨阿姨内心充满了喜悦。

然而，医生也告诉杨阿姨，在拔除 T 管之前，还需要进行一次专业的 T 管造影检查，杨阿姨不是很理解，也不知道要怎么做 T 管造影。好在医生告诉了杨阿姨这么做的原因，医院也有详细的 T 管造影流程，带管出院群里护士也给予了耐心细致的解答，并且也详细告知了杨阿姨拔管后的注意事项，让杨阿姨逐渐克服了恐惧和不安。

最终，杨阿姨顺利地完成了 T 管造影，并成功拔除了 T 管。她再次感受到了久违的健康与轻松，收获了满意的结果。

9. T 管拔除前需要做什么检查？

T 管拔除前，医疗团队需先行 T 管造影这一关键步骤，通过注入造影剂并借助医学影像技术，细致观察并准确判断胆道系统是否恢复通畅，确保没有遗漏任何可能存在的残余结石。这一环节至关重要，它直接关系到后续拔管的安全性及患者的康复进程。

10. 什么是 T 管造影？

T 管造影是在 T 管拔除之前，按常规流程必须进行的一项重要检查。在这一过程中，医生会从 T 管体外的一端注入特制的碘造影剂（又被称为对比剂），造影剂会逆行性地流经胆管并使其显影。在 X 线的照射下，医生可以清晰地观察到胆道的充盈状态，进而判断胆系手术后胆管内部存在结石残留、胆管狭窄等问题，以及胆总管与十二指肠之间的通道是否保持通畅。基于这些观察结果，医生能够作出终止引流或继续保留 T 管以进行后续治疗的决策。

11. T 管造影前需要做哪些准备？

造影当日早晨，请务必保持清淡饮食，例如可以选择粥、蒸蛋等易消化食物，避免进食油腻、重口味或刺激性食物。同时，请务必携带好预约时所分配的造影剂，并按照预约时间准时前往医院门诊放射科进行造影预约登记。请确保做好造影前准备，以便顺利进行检查。

12. 如何预约 T 管造影？

置入 T 管满一个月后，患者需按时前往医院门诊挂号复诊。门诊医生将详细询问患者情况，并根据实际情况开具相应的检查单，同时耐心告知缴费的具体流程。缴费手续全部完成后，患者需前往门诊药房，凭缴费单据领取造影剂。领取造影剂后，请立即到放射科预约造影检查时间。预约时，请患者务必仔细记录下造影的具体时间，并将该时间及时告知之前的门诊就诊医生，以便医生根据时间进行安排，提前做好相关的检查和准备工作。

13. 做完 T 管造影后，引流管是要保持通畅还是要夹闭？

做完造影后，需按照医嘱开放 T 管 1~2 天的时间，以便充分引流出体内残留的造影剂。这一步骤至关重要，它确保了造影剂的彻底清除。同时，在这段时间里，患者也应该多喝水，通过增加尿液的生成和排泄，进一步促进造影剂从体内快速排出，从而减少对身体的潜在影响。

14. 进行 T 管造影后多久拔管？

术后 10~14 天是关键阶段，患者应严格遵循医嘱进行夹管试验。在医护人员的密切监测下，患者经过夹管试验后若未出现任何不适反应，如腹痛、发热或黄疸等异常症状，方可视为初步恢复良好。

随后，为确保胆道系统的健康状态，需进行胆道造影检查。这一步骤至关重要，它能清晰地显示出胆道内是否存在残留结石或狭窄现象，并确认胆道下端是否畅通无阻。只有当胆道造影结果明确显示胆道无残留结石、无狭窄且下端通畅时，才能继续下一步的治疗计划。

造影完成后，为确保造影剂完全排出体外，需开放 T 管 1~2 天。这一期间，医护人员会密切关注引流情况，确保造影剂得以充分引流，避免其在体内滞留引发不必要的并发症。

最后，拔管环节需严格遵医嘱执行。完成造影并开放 T 管 1~2 天后，若患者恢复良好，医生会根据具体情况安排拔管时间。拔管过程中，医护人员会采取适当的镇痛和消毒措施，以确保拔管过程的舒适并预防感染的发生。整个术后康复过程需医患双方共同配合，以确保患者早日康复。

15. T 管拔除后需要注意什么？

在 T 管拔除后，为了确保患者的安全应注意以下几点。

（1）拔管操作完成后，请务必保持平躺姿势至少 30 分钟，以确保身体适应并减少不适感。在此期间，若感到腹部有任何疼痛或不适，请立即通知医生，以便医生及时采取相应措施，确保自身的安全与舒适。

（2）拔管后，可能会有少量胆汁从穿刺口溢出，这是拔管后的一个暂时现象，无须过分担心。为了保持引流口的清洁与干燥，将使用凡士林纱布进行填塞。一般情况下，1~2 天引流口即可自行封闭。在此期间，请尽量避免任何可能增加腹压的动作，如剧烈咳嗽、用力排便等，以免影响伤口愈合。

（3）在恢复期间，建议遵循低脂肪、清淡饮食的原则。大米粥、小米粥、藕粉等流食或半流食是首选，米饭、馒头等易于消化吸收的主食也值得推荐。烹饪时请切记不要使用动物油，且高蛋白、高脂肪的副食需适量，以减少胆汁分泌，助力引流口早日闭合。同时，请格外留意豆类、红薯、芹菜等容易引起胃肠胀气的食物及粗纤维食物，务必减少摄入，以免增加身体负担，影响伤口愈合进度。

第二章 社会交往常见问题应对

剧幕

陆女士，一位在“都市丛林”中游刃有余的企业高管，以其干练的形象和出色的工作能力，在公司销售部门占有一席之地。工作虽然繁忙，但她总能处理得井井有条。平日里，陆女士对自己的形象尤为注重，无论是精致的妆容还是合体的着装，都为她在职场中加分不少。

然而，生活的平静被一场突如其来的胆管结石手术打破。术后，医生告知陆女士需要携带T管1个月，以确保胆汁能够顺利排出，促进身体恢复。这个突如其来的“伙伴”让陆女士有些措手不及，但她很快调整了自己的心态，决定以积极乐观的态度面对这一挑战。

出院后，陆女士的生活节奏发生了不小的变化。为了适应T管的存在，她开始选择更加宽松舒适的衣物。每当外出参加社交活动时，她都会仔细挑选那些既符合自己气质又能妥善隐藏T管的服装。虽然这在一定程度上限制了她的穿搭选择，但她却从中找到了一种新的时尚感——简约而不失优雅，大方中透露出从容。

除了衣着上的调整，陆女士在日常生活和锻炼中也作出相应的改变。她深知，适当的锻炼对于身体的恢复至关重要。于是，她开始尝试一些轻柔的运动，如散步和快走。在进行这些活动时，她都会格外小心地固定引流管，确保它在运动过程中不会受到牵拉或压迫。为此，她特意购买了一些专业的腹带和配件，以确保引流管能够稳固地贴合在身体上。

随着时间的推移，陆女士逐渐适应了这种新的生活方式。她发现，虽然T管给她带来了一定的不便，但也让她更加珍惜和关注自己的身体。她开始更加注重饮食健康，尽量避免那些油腻、刺激的食物，转而选择一些清淡、易消化的食品。同时，她也学会了如何更好地管理自己的情绪和压力，让自己在忙碌的工作中也能保持一份平和的心态。

在与T管相伴的日子里，陆女士还意外地收获了来自同事和朋友的关怀与理解。他们看到了她的不易和坚持，纷纷给予鼓励和支持。这些温暖的瞬间让陆女士感到无比感动和感激，也让她更加坚信自己能够战胜这个暂时的困难。

1 个月后，当终于摘下 T 管时，她感到前所未有的轻松和自在。这段经历虽然短暂却深刻，让她学会了如何在逆境中保持坚强和乐观，也让她更加珍惜生命中的每一个健康和美好的瞬间。

1. 社会交往/外出前，携管患者需要注意些什么？

(1) 确保自己没有任何与管路相关的不舒服的症状，引流通畅；计划好外出活动的方式及体力强度。

(2) 合理安排外出时间：尽管携管患者可以外出活动，但还是要尽量避免外出时间过长导致身体劳累。在外出前，患者应合理安排行程，确保有足够的休息时间，最好可以有家属陪伴。

(3) 做好防护措施：在人多的地方，携管患者应尽量避免长时间逗留。如果无法避免，那么佩戴口罩等防护措施就显得尤为重要。这不仅可以降低感染的风险，还能在一定程度上减少患者的心理压力。

2. 社会交往时，如何避免让其他人看出自己是一名携管患者？

尽管携管患者身体上承载着一定的不便，但依旧可以享有进行正常社会活动的权利。只要妥善管理引流管、注意穿着，并采取适当的防护措施，他们同样可以自信地走出家门，融入社会。以下内容引出携管患者如何在保持健康的同时，享受外出的乐趣。

(1) 使用衣物遮挡：选择合适的服装，穿着宽松或有口袋的衣服，宽大外套如大衣等长款衣服是不错的选择，它们既能掩盖引流管，又能为患者提供足够的保护，可以更好地隐藏引流袋。

(2) 使用隐蔽的袋子：市面上有专门设计的隐蔽袋子，如便携式携管出院多功能居家护理挎包就是一个很好的选择，它的外观看起来像普通的挎包或腰包。这个护理包不仅可以巧妙地放置引流袋，还具备多种实用功能，如存放药品、消毒用品等。更重要的是，它的外观设计简约大方，能够很好地融入各种场合，使患者在社交活动中更加方便、自信。

（3）合理放置：将引流袋放置在身体侧面或背后，利用身体的自然曲线来遮挡。

（4）使用装饰品：如果引流袋的管子需要穿过衣物，可以使用装饰品如围巾或饰品来遮挡。

（5）保持自信：自信的态度可以帮助患者更好地应对他人的目光，即使有人注意到引流袋，自信的态度也会减少他们的好奇心。

3. 携管患者外出活动时如何避免牵拉引流管、脱管？

携带引流管外出活动时，为了确保安全与舒适，务必注意以下几点细节，以有效防止意外发生。

（1）使用专业的胶带将引流管牢牢固定于腰部、伤口以下的位置。这一步骤至关重要，它能有效防止引流管因活动而晃动。需要时刻留意胶带的状态，一旦发现胶带潮湿或松动，应立即更换，以确保固定效果。

（2）为了更好地保护引流管，建议使用腹带进行外部包裹。腹带不仅能提供额外的支撑，还能有效防止引流管因意外触碰而脱出。

（3）外出期间，应尽量避免进行大幅度的伸展运动。这类运动不仅可能使引流管受到过度拉扯，还可能因运动幅度过大而引发身体不适。

（4）穿脱衣物时也是引流管保护的关键时刻。务必在穿脱过程中妥善保护引流管，确保其不会因衣物穿脱时的疏忽而发生意外。在穿衣和脱衣时，都应特别留意引流管的状况，确保其始终处于安全状态。建议外出活动时不要频繁地穿脱衣服。

4. 皮肤有点发黄，这种情况有传染性吗？

眼睛、皮肤发黄又称为“黄疸”，通常指由于胆红素代谢障碍引起血清内胆红素浓度升高，导致巩膜、皮肤、黏膜以及其他组织和体液发生黄染的现象。其通常由肝胆疾病、溶血性疾病引起。

肝胆管结石患者皮肤发黄的原因在于胆道系统的阻塞，犹如交通堵塞影响了车辆流动，胆红素这一黄色色素因此难以正常排泄入肠道，反而逆流至血液中，造成血液内的胆红素水平显著升高。随着血液循环，增加的胆红素便沉积在皮肤表层与眼球的巩膜处，进而形成显眼的黄色染迹。这一过程是胆红素循环受阻的病理反应，它本身并不携带传染性病原，故而无须担心自己会通过接触将病症传给他人，亦无须因此与家人、朋友刻意保持距离或进行隔离。

5. 携管患者可以乘坐飞机外出游玩吗?

对于职场人员而言，日常生活往往被繁忙的工作所占据，导致他们难以抽出时间与家人共度温馨时光。更有甚者，因职务所需，不得不频繁出差，而携带胆道外引流管成为他们出行时的一大困扰。他们心中常存疑虑：带着引流管乘坐飞机、高铁等交通工具，是否会对胆道产生额外的压力?

根据医学专家的解释，胆道外引流患者在术后病情平稳时，可乘坐飞机，并不会因此增加胆道的压力。只要患者在出行前无腹痛、腹胀、寒战、高热等不适症状，且引流液保持正常，引流管也经过妥善固定，那么他们完全可以安心地乘坐飞机、高铁等交通工具。

当然，为了确保旅途的平安与舒适，在出行前最好还是咨询专业医生的意见，了解自己的身体状况是否适合长途旅行。同时，在旅途中，需要密切关注自己的身体反应，一旦发现任何不适，应立即寻求帮助。

总之，对于携管患者而言，只要身体状况允许，且做好了充分的出行准备，他们完全可以与家人乘坐飞机外出游玩，或是顺利完成工作中的出差任务。

6. 什么情况下可以回到工作岗位? 可以从事哪些工作?

在腹腔镜手术顺利完成后大约 2 周，开腹手术术后 1 个月左右，患者的身体会逐渐步入康复阶段。若此时未出现腹痛、腹胀等不适症状，且进食量与体力均已恢复至正常水平，那么可适度地参与一些轻体力工作。例如，办公室内的文书工作，其劳动强度适中，不会对康复中的身体造成过大负担，是较为理想的选择。

7. 携管患者能承担哪些家务?

除了工作之外，家务劳动也是社会生活中不可或缺的一部分。在这个阶段，可以尝试进行一些轻度的家务劳动，比如洗碗、扫地、淘米、使用电饭锅煮饭、使用洗衣机洗衣等，这些活动不仅有助于保持家居环境的整洁，转移注意力，还能在一定程度上促进身体和心理的恢复。

附录A

胆道外引流携管患者出院护理需求问卷

亲爱的读者：

您好！本问卷共42题，旨在帮助您评估当前护理需求水平，耗时约15分钟（附表1）。请根据实际情况，从1~5分中选择一个数字代表您对每个问题的感受（“1”分代表非常不需要，“5”分代表非常需要）。答案无对错之分，数据仅用于您的自我诊断。

附表1　胆道外引流携管患者出院护理需求问卷

问题	分值				
1. 了解导管留置的作用与重要性	1	2	3	4	5
2. 了解携管期间正常引流液的性质、颜色、量（引流液的变化）	1	2	3	4	5
3. 了解导管周围伤口敷料的换药时机	1	2	3	4	5
4. 了解携管期间合适的衣服穿着	1	2	3	4	5
5. 了解携管沐浴时引流管穿刺处的保护方法	1	2	3	4	5
6. 了解携管期间的饮食指导	1	2	3	4	5
7. 了解携管期间的日常运动方式、强度、频率及注意事项（避免剧烈咳嗽、打喷嚏、用力排便等增加腹压的动作）	1	2	3	4	5
8. 了解携管期间睡眠时的注意事项	1	2	3	4	5
9. 了解因携管引起的疼痛的缓解方法	1	2	3	4	5
10. 了解导管的携带时长	1	2	3	4	5
11. 了解复诊时间、地点和准备事项	1	2	3	4	5
12. 了解导管造影预约方式和造影流程	1	2	3	4	5
13. 了解拔管流程、拔管前后的准备事项	1	2	3	4	5
14. 了解如何固定导管	1	2	3	4	5
15. 了解如何保持导管通畅（不反折、不扭曲、不受压、经常挤捏导管）	1	2	3	4	5
16. 了解何时倾倒引流液及保持引流袋（球）处于有效负压	1	2	3	4	5
17. 了解引流袋（球）的放置高度	1	2	3	4	5
18. 了解引流袋（球）的更换时机	1	2	3	4	5

续表

问题	分值				
19. 了解导管夹闭与开放的时间	1	2	3	4	5
20. 了解因夹闭导管可能出现的身体不适及处理方法	1	2	3	4	5
21. 护士示范并指导进行更换引流袋（球）的操作训练	1	2	3	4	5
22. 了解如何预防及应对导管并发症（导管移位、脱出、引流不畅）	1	2	3	4	5
23. 了解如何观察导管穿刺处周围皮肤的异常情况（导管周围皮肤刺激性皮炎、过敏性皮炎、皮肤破损等），以及其处理措施	1	2	3	4	5
24. 了解何种情况需及时就医（腹痛、高热、寒战、黄疸加重、乏力、食欲下降、呕吐不止、引流液颜色与量的改变）	1	2	3	4	5
25. 了解如何预防胆道出血、胆道感染等胆道并发症	1	2	3	4	5
26. 了解如何应对携管导致的身体形象改变	1	2	3	4	5
27. 了解如何应对携管期间生活、工作方面的调整与变化	1	2	3	4	5
28. 了解如何接受家庭角色、社会角色的转变	1	2	3	4	5
29. 了解如何识别因留置导管带来的负性情绪（悲伤、焦虑、抑郁、孤独、恐惧）	1	2	3	4	5
30. 了解情绪转移和改善负性情绪的方式和技巧	1	2	3	4	5
31. 在需要心理帮助的时候，拥有心理疏导的途径和倾听烦恼的对象	1	2	3	4	5
32. 了解因给照护者造成负担所产生的担忧的缓解方法	1	2	3	4	5
33. 携管期间获得家人和亲友的陪伴、支持与照护	1	2	3	4	5
34. 护士详细告知照护者出院返家后的照顾事项	1	2	3	4	5
35. 希望家人承担部分家庭责任	1	2	3	4	5
36. 需要同种疾病病友的交流与支持	1	2	3	4	5
37. 需要导管护理的相关资料（健康宣传手册、影像资料、一对一讲解）	1	2	3	4	5
38. 需要延续性护理服务（电话回访、微信公众号、微信群答疑、管路护理门诊、线下病友会）	1	2	3	4	5
39. 需要主刀医生坐诊时间表	1	2	3	4	5
40. 参加工作、社交娱乐	1	2	3	4	5
41. 携管期间能承担部分家务、减轻照护负担	1	2	3	4	5
42. 携管期间关心、帮助其他携管患者	1	2	3	4	5

附录B

出院准备情况自测问卷

亲爱的读者：

您好！本问卷共35题，旨在帮助您评估当前出院准备情况，耗时约15分钟（附表2）。请根据实际情况，从0~10分中选择一个数字代表您对每个问题的感受（“0”分代表完全没有，“10”分代表完全可以）。答案无对错之分，数据仅用于您的自我诊断。总分得分越高，表明您出院准备情况越好。

附表2　出院准备情况自测问卷

问题	分值										
1. 鉴于您目前的身体状况（如体力、精力等），您觉得您为出院返家准备得如何？	0	1	2	3	4	5	6	7	8	9	10
2. 对于出院返家您心理准备得如何？	0	1	2	3	4	5	6	7	8	9	10
3. 您对角色转变的适应程度如何？	0	1	2	3	4	5	6	7	8	9	10
4. 您对携带引流管的接受程度如何？	0	1	2	3	4	5	6	7	8	9	10
5. 您对身体形象改变的接受程度如何？	0	1	2	3	4	5	6	7	8	9	10
6. 您对留置引流管的重要性（目的、作用）的掌握程度如何？	0	1	2	3	4	5	6	7	8	9	10
7. 您对正常引流液的性质、颜色、量的知识的掌握程度如何？	0	1	2	3	4	5	6	7	8	9	10
8. 您对引流管固定及保持通畅（不反折、不扭曲、不受压等）的知识的掌握程度如何？	0	1	2	3	4	5	6	7	8	9	10
9. 您对导管并发症（如导管滑脱、不畅、移位等）的知识的掌握程度如何？	0	1	2	3	4	5	6	7	8	9	10
10. 您对导管周围皮肤异常情况（如刺激性皮炎、过敏性皮炎、皮肤破损等）的知识的掌握程度如何？	0	1	2	3	4	5	6	7	8	9	10
11. 您对引流管护理所需用品知识的掌握程度如何？	0	1	2	3	4	5	6	7	8	9	10
12. 您对饮食与营养知识的掌握程度如何？	0	1	2	3	4	5	6	7	8	9	10
13. 您对穿衣知识的掌握程度如何？	0	1	2	3	4	5	6	7	8	9	10

续表

问题	分值										
14. 您对保持皮肤清洁知识的掌握程度如何?	0	1	2	3	4	5	6	7	8	9	10
15. 您对活动、出行知识的掌握程度如何?	0	1	2	3	4	5	6	7	8	9	10
16. 您对康复锻炼知识的掌握程度如何?	0	1	2	3	4	5	6	7	8	9	10
17. 您对携管期间门诊换药就诊的流程及注意事项的掌握程度如何?	0	1	2	3	4	5	6	7	8	9	10
18. 您对判断引流管突发意外状况（如导管滑脱、引流不畅、移位等）需及时就医标准的知识的掌握程度如何?	0	1	2	3	4	5	6	7	8	9	10
19. 您对引流液倾倒或引流袋更换相关知识的掌握程度如何?	0	1	2	3	4	5	6	7	8	9	10
20. 您对拔管指征及拔管后注意事项的掌握程度如何?	0	1	2	3	4	5	6	7	8	9	10
21. 出院返家后您自我照顾（如穿衣、梳头、洗浴等）的能力如何?	0	1	2	3	4	5	6	7	8	9	10
22. 出院返家后您固定引流管及保持其通畅（不反折、不扭曲、不受压等）的能力如何?	0	1	2	3	4	5	6	7	8	9	10
23. 出院返家后您对引流管护理相关用品的使用能力如何?	0	1	2	3	4	5	6	7	8	9	10
24. 出院返家后您对引流液（性质、颜色、量）异常的识别和处理能力如何?	0	1	2	3	4	5	6	7	8	9	10
25. 出院返家后您对导管并发症（如导管滑脱、引流不畅、移位等）的识别和处理能力如何?	0	1	2	3	4	5	6	7	8	9	10
26. 出院返家后您对导管周围皮肤异常情况（如刺激性皮炎、过敏性皮炎、皮肤破损等）的识别和处理能力如何?	0	1	2	3	4	5	6	7	8	9	10
27. 出院返家后您建立日志，正确记录每日引流液的量、色、性质的能力如何?	0	1	2	3	4	5	6	7	8	9	10
28. 出院返家后您倾倒引流液或更换引流袋的能力如何?	0	1	2	3	4	5	6	7	8	9	10
29. 出院返家后您对出现拔管后异常情况的识别和处理能力如何?	0	1	2	3	4	5	6	7	8	9	10
30. 出院返家后您可获得的情感支持（如家人、亲友的陪伴等）有多少?	0	1	2	3	4	5	6	7	8	9	10

续表

问题	分值										
31. 出院返家后您在个人日常生活照护方面（如穿衣、梳头、洗浴等）可获得的帮助有多少？	0	1	2	3	4	5	6	7	8	9	10
32. 出院返家后您在家务劳动方面（如做饭、洗衣、打扫卫生、购物、照顾小孩等）可获得的帮助有多少？	0	1	2	3	4	5	6	7	8	9	10
33. 出院返家后您在引流管护理方面可获得的帮助有多少？	0	1	2	3	4	5	6	7	8	9	10
34. 出院返家后您可获得的来自医疗机构的支持、帮助有多少？	0	1	2	3	4	5	6	7	8	9	10
35. 出院返家后您可获得的来自病友、同伴的帮助有多少？	0	1	2	3	4	5	6	7	8	9	10